"妈妈爸爸在线"丛书　　微笑明天慈善基金会 出品

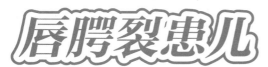

唇腭裂患儿
家庭养育指导手册

陈利琴　刘　明　主编

U0381574

世界图书出版公司

上海·西安·北京·广州

图书在版编目(CIP)数据

唇腭裂患儿家庭养育指导手册 / 陈利琴, 刘明主编
. —上海：上海世界图书出版公司, 2021.5
（妈妈爸爸在线）
ISBN 978-7-5192-8466-4

Ⅰ. ①唇… Ⅱ. ①陈… ②刘… Ⅲ. ①小儿疾病-唇裂-护理-手册 ②小儿疾病-腭裂-护理-手册 ③小儿疾病-唇裂-康复-手册④小儿疾病-腭裂-康复-手册
Ⅳ. ①R782.2-62 ②R726.2-62

中国版本图书馆CIP数据核字（2021）第048706号

书　　名	唇腭裂患儿家庭养育指导手册	
	Chun'elie Huan'er Jiating Yangyu Zhidao Shouce	
主　　编	陈利琴　刘　明	
责任编辑	沈蔚颖	
出版发行	上海世界图书出版公司	
地　　址	上海市广中路88号9-10楼	
邮　　编	200083	
网　　址	http://www.wpcsh.com	
经　　销	新华书店	
印　　刷	上海景条印刷有限公司	
开　　本	787 mm × 1092 mm　1/32	
印　　张	3.25	
字　　数	60千字	
版　　次	2021年5月第1版　　2021年5月第1次印刷	
书　　号	ISBN 978-7-5192-8466-4/R·587	
定　　价	26.00元	

编写委员会

主　编　陈利琴　刘　明

编　委　（按姓氏音序排列）

蔡　鸣　陈莉莉　陈玲燕

龚彩霞　黄慧敏　娄　群

单纬佳　史颂民　孙振军

视频制作　张敏琪

推荐序

　　唇腭裂是最常见的先天性口腔颌面部发育畸形，近年一项回顾性分析研究认为中国地区唇腭裂的发病率为1.46‰，唇腭裂患者及其家长对于其中知识的关注度也在日益增长，但往往无法得到正确、系统的科学知识。

　　本书主要介绍了唇腭裂畸形患儿从出生起至成年进入到社会，每一个时期的相关知识，分基础篇、医治篇、社会篇三个方面进行了系统介绍。基础篇主要介绍母亲怀孕时唇腭裂畸形是如何形成的、唇腭裂畸形的发病因素、科学的喂养和照顾唇腭裂患儿等；医治篇主要介绍唇腭裂患儿应该接受哪些治疗、如何在最佳时期进行合适的治疗、各项治疗前应该做些什么准备、治疗过程中父母应该怎么样有效的配合、出院后患儿的康复锻炼怎样有效进行等；社会篇主要是心理部分，即父母如何应对畸形孩子的出生、唇腭裂患儿成长过程中各时期以及父母的心理特点、如何帮助建立健康的心理状态和家庭氛围等。

　　微笑明天慈善基金会的核心项目——唇腭裂公益救助

项目一直致力于为无力承担手术费用的唇腭裂患者提供免费手术救助。自项目开展以来，在广大医疗及非医疗志愿者的支持下，一直在唇腭裂公益救助领域潜心深耕，力求不仅为患者提供优质安全的手术，而且也为患者提供更加专业的序列治疗和服务。本书不仅是医护人员需要的唇腭裂专科护理的入门工具书，也是一本唇腭裂家庭所需的易懂的参考书。本书还配有由医护人员自己拍摄制作的操作视频，扫码即可观看，将书中文字变得可视化，方便患儿家长和相关的专业人员学习。

我们谨以此书作为献礼，感谢多年来为唇腭裂患者重展笑颜而无私奉献自身专业技能及宝贵时间的医疗、非医疗志愿者们以及社会各界爱心人士。本书所著内容为国内最具盛名的几大唇腭裂治疗中心目前临床上的最新进展，并首次在国内唇腭裂治疗领域中加入了医务社工的内容。上海交通大学医学院唇腭裂治疗研究中心自2015年成立"唇腭裂患儿健康俱乐部"以来，充分体现了在唇腭裂综合系列治疗过程中，人文关怀所发挥的重要作用，让唇腭裂患者家庭感受到了尊重和关怀，有助于增强这些家庭对美好生活的向往和信心。

让我们为了"明天的微笑"一起努力！

微笑明天慈善基金会

2020年12月

前　言

　　唇腭裂是最常见的口腔颌面部先天性发育畸形，不仅使患儿的容貌畸形，而且对其面部发育、吞咽、吸吮、语言及其患儿和家属的心理健康等都会产生不良影响，目前的患病率也没有下降趋势。唇腭裂患儿的出生，给家庭带来很大的震惊，随之而来的是父母内疚、焦虑等心理问题，以及在喂养等方面的困惑。唇腭裂患儿出生后的喂养情况决定了他们今后的生长发育状况，这将直接影响到之后各阶段的治疗。近年来，唇腭裂患者及其家长对于相关知识的关注度也在日益增长，但往往无法得到正确的、系统的科学知识以及有效的就医途径，他们需要专业性的指导意见，纵观当下，尚缺乏这样一本能满足他们需求的书籍。

　　本书的语言精练，内容具体、实用、通俗易懂，图文并茂，对于一些具体干预的方法，则拍成视频，家长只要用手机扫描页面中的二维码即可观看，更便于大家的理解。书中主要介绍了唇腭裂患儿从出生起至成年进入到社会，每一个时期的相关知识，涵盖了唇腭裂畸形的综合内容，从医疗、护理、心理和医务社会工作者的角度进行描述，分为基础篇、医治篇、社会篇。基础篇主要介绍唇腭裂畸形是如何形成的、唇腭裂畸形的发病因素、科学的喂养和照顾唇腭裂孩子等；医治篇主要介绍唇腭裂患儿应该接受哪些治疗、如何在最佳时期进行合适的治疗、各项治疗前应该做些什么准备、治疗过程中父母应该怎样有效地配合、出院后孩子的康复锻炼怎样有效进行等；社会篇主要是心理部分，即父母如何应对畸形孩子的出生、唇腭裂患儿成长过程中各时期以及父母的心理特点、如何帮助建立健康的心理状态和家庭氛围等，本书是唇腭裂家庭及基层医院医护人员的入门工具书。

本书的作者均来自国内知名的口腔医学院校，从事口腔临床一线工作多年，有着丰富的经验。文中部分内容是临床工作中经常有患儿家属提出的、感兴趣的，因此本书更能为唇腭裂患者及其家属所接受，希望它能为唇腭裂家庭在孩子出生后、进入医院治疗、出院后，乃至进入学校的各个阶段提供帮助，让唇腭裂孩子快乐地成长！

刘明

上海交通大学医学院附属第九人民医院

2020 年 12 月

目　录

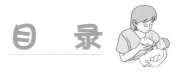

基础篇

医治篇

社 会 篇

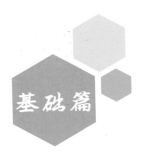

基础篇

　　唇腭裂是由多种因素在同一时期或不同时期内影响胎儿发育所致的先天性畸形。在胎儿发育成形的前12周，如受到某种因素的影响而使各胚突的正常发育及融合受到干扰时，就可能使胎儿发生各种不同的、相应的畸形，如唇裂、腭裂、牙槽突裂等，根据部位的不同有单侧、双侧之分，以及程度的不同。唇裂对患者的外貌带来了影响，而腭裂因腭部解剖形态的异常，造成了患者的吸吮功能障碍、口鼻腔卫生状况不良、发音异常、听力影响以及颌骨发育障碍等，还有一些患者同时伴有其他先天性疾病，由此对患者的生活和学习都带来了影响。

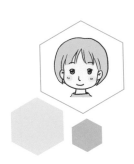

1. 唇腭裂的形成及分类

1.1　什么是唇腭裂

　　唇腭裂是口腔颌面部最常见的先天性发育畸形。

　　唇裂民间俗称"兔唇"，常与腭裂伴发，近年来，根据我国出生缺陷检测中心统计结果显示，围生儿中唇腭裂的患病率约为 1.624∶1000。唇裂表现为鼻底到唇红不同程度的裂开，有些为单侧，有些则为双侧，使嘴唇分为二瓣或者三瓣，唇裂主要影响患者面部的美观。

　　腭裂可单独发生，也可与唇裂伴发，腭裂患者因分隔口鼻腔的腭部不同程度的裂开，造成口鼻腔相通，患儿吸母乳时无力或者乳汁易从鼻孔溢出、口腔卫生状况差、发音不清，婴幼儿时期容易出现上呼吸道感染、肺炎；部分腭裂患者有肌性损害，易患中耳炎导致听力功能受损；一些腭裂患者上颌骨发育不足，随着年龄增长越来越明显，导致反𬌗（俗称"地包天"）或开𬌗。

1.2　唇腭裂的形成因素

见图 1-1。

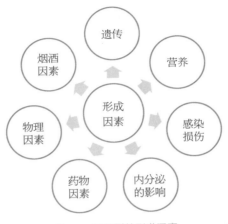

图 1-1　唇腭裂的形成因素

母体在怀孕过程中引起胚胎发育和融合障碍的确切原因尚未完全明了，可能为多种因素的影响所致，包括遗传因素（直系或旁系亲属中有类似畸形）、营养因素（母体妊娠期间维生素缺乏）、感染和损伤（母体妊娠期间发生的）、内分泌的影响（孕妇因生理性、精神性、损伤等原因引起体内肾上腺皮质激素分泌增加，诱发先天性畸形）、药物因素（多数药物进入母体后可通过血胎屏障影响胚胎）、物理因素（孕妇频繁接触放射线或微波等，可能引起胎儿畸形）、烟酒因素（母体妊娠早期大量吸烟及酗酒，包括被动吸烟）。

1.3　唇腭裂在胎儿期形成的过程

　　当精子和卵子结合后在妈妈子宫内种植发育。怀孕第2周开始形成胚胎，在妈妈体内的第3～7周是宝宝面部各器官形成的重要时期。胚胎在发育的过程中面部会先后形成九个突起，不要小看这些"突起"哦，随着后面几周胚胎的生长，这些"突起"会从四周向中间融合，然后就慢慢形成宝宝的面颊、眼睛、鼻子和上下唇。在这个时间段妈妈受到各种致畸因素侵袭，这些"突起"就不能正常的融合，会影响宝宝面部正常发育，形成唇腭裂（图1-2）。

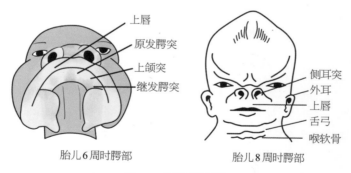

图1-2　唇腭裂的形成

1.4　唇裂和腭裂的分类

　　唇裂的分类（图1-3）：国内按照部位和裂隙程度将唇

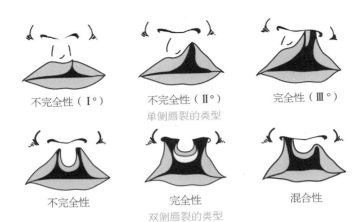

不完全性（Ⅰ°） 不完全性（Ⅱ°） 完全性（Ⅲ°）

单侧唇裂的类型

不完全性 完全性 混合性

双侧唇裂的类型

图1-3 唇裂的分类

裂分为单侧唇裂、双侧唇裂。

腭裂的分类（图1-4）：按照裂隙和部位可将腭裂分为软腭裂、不完全性腭裂、完全性腭裂（单侧、双侧）。

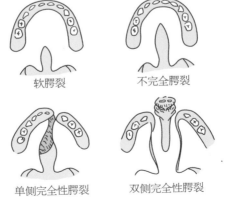

软腭裂 不完全腭裂

单侧完全性腭裂 双侧完全性腭裂

图1-4 腭裂的分类

2. 唇腭裂宝宝日常生活中的特别之处

2.1 唇腭裂宝宝进食的特点

唇腭裂宝宝由于特殊的解剖结构，唇部裂开、口鼻腔相通，口腔内不能或难以形成一个完整的密闭结构而无法形成有效吸吮所必需的负压环境；由于腭部裂开，口内无法形成腭咽闭合，造成口、鼻腔相通，导致吸吮等功能的障碍，或使乳汁从鼻孔溢出。有些综合征如腭一心一面综合征患者的腭部形态可以完全正常，但功能却十分低弱，这些都影响了宝宝的正常母乳喂养，迫使有些家长改成人工喂养，既增加了喂养难度，也在一定程度上影响了患儿的营养状态以及健康成长。喂养过程中容易出现：① 喂养时间长；② 宝宝容易疲劳，变得烦躁不认真进食；③ 咽下过多空气引起胃部不适而将食物吐出；④ 食物容易从鼻腔溢出；⑤ 食物易进入气道，造成呛咳；⑥ 摄入食物不足引起体重增长缓慢或者营养不良。

2.2 唇腭裂宝宝的喂养方式

母乳喂养（图2-1）。母乳是婴儿最理想的天然食品，母乳的营养成分最适合婴儿的需要，含有多种免疫因子，有助于增强婴儿的抗感染能力，也不容易发生过敏，既方便又经济。美国儿科科学院和卫生与人类服务部建议6个月内的新生婴儿使用母乳喂养。一般情况下，单侧不完全性唇裂

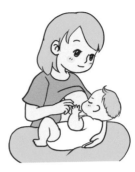

图2-1 母乳喂养

以及合并牙槽突裂的宝宝有正常的吸吮功能，不影响母乳喂养。

母乳喂养唇腭裂宝宝时应注意体位，妈妈可取坐位，哺乳一侧的脚稍垫高些，斜抱宝宝角度呈45°；宝宝的头靠在妈妈的前臂，脸侧向妈妈胸部，这样使宝宝的嘴与妈妈的乳头在同一水平位置上，宝宝容易咬住乳头。妈妈用对侧的手指托起乳房，将乳头和部分乳晕送入宝宝口内，切忌平卧喂奶，以免引起宝宝呛咳和逆行性中耳炎。即使宝宝失去部分的吸吮力，吸奶时妈妈可用手指堵住唇裂处，帮助唇部闭合，使宝宝顺利吸吮。哺乳后应将宝宝轻轻抱起，头靠在妈妈的一侧肩部，背向外，轻拍宝宝背部，使哺乳时吞入的空气排出，防止平躺后溢乳。

溢乳在普通的婴儿中虽也常见，而唇腭裂宝宝由于哺

乳时会吞入大量的空气，因此家长更应小心乳汁从鼻子中反流，如出现这种现象，应停止喂哺，将宝宝置于前倾位，便于清除鼻子和口内的乳汁，防止呛咳、引起吸入性肺炎等，休息一会儿后再重新喂哺。

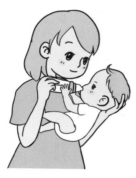

图2-2　奶瓶喂养

奶瓶喂养（图2-2）。对于双侧唇裂或唇腭混合裂等畸形程度严重、不能正常吸奶的宝宝，母乳喂养困难较大，妈妈可用手法或吸奶器将乳汁吸出，再用奶瓶喂给宝宝，也可选择奶粉进行奶瓶喂养。

奶瓶选择原则：能有效地降低吸吮阻力，使乳汁更容易流出，保证唇腭裂宝宝能顺利吸到乳汁，但也不能速度过快，要让宝宝在吸的间隙能调整呼吸，防止呛咳。

奶瓶种类包括：① 奶嘴孔带"十"字切口的硬质奶瓶；② 带快流速奶嘴的奶瓶；③ 特殊奶瓶（根据唇腭裂患儿特点设计的软质、可挤压、带勺或滴管的奶瓶）。

奶瓶喂养方法：唇腭裂宝宝采用奶瓶喂养的关键是要有正确的喂养姿势。根据唇腭裂畸形程度的不同，可采取不同的坐卧姿势，角度的选择以宝宝吞咽时不发生呛咳为标准，一般采取45°的半坐卧位至90°的坐位。将宝宝抱在腿上，把奶嘴沿一侧面颊放入口内，这样奶汁借重力作用沿咽部进入胃内，而不是流入鼻腔或耳道，并减少喂奶时呛咳、奶汁从鼻腔内溢出及耳道感染的机会。同时，要尽量使宝宝的下颌贴向胸部，以改善吸吮效果，减少吸入胃内的空气。喂奶时，不要把奶嘴放置在裂孔的一边，更不能放置在裂孔处，要让宝宝的舌去适应、寻找奶嘴，这样可减少宝宝呕吐。喂奶要有规律，采取少量多次的方法，喂奶速度要根据宝宝的吞咽速度加以调整。每次喂奶时间尽量在30～45分钟内完成。唇腭裂宝宝吸吮时比正常儿更加用力，容易疲倦，有时吮吸时消耗的能量多于从奶中得到的能量。

　　汤匙喂养（图2-3）。对于唇腭裂畸形程度较重、唇腭裂术后的宝宝可以采用汤匙喂养。汤匙应选择圆钝的、大小合适的软质制品，避免使用质薄的、过大的成人汤匙，以免碰伤宝宝唇部，或者因汤匙过大匙内流质过多而引起呛咳。对于因手术需要而改成汤匙喂养的宝宝，为了减少不适应程度，可选用连匙奶瓶，这种奶瓶

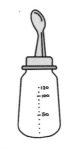

图2-3　连匙奶瓶

的奶嘴部分被一个软质小匙所替代，即可达到汤匙喂养的要求，又可让宝宝看到奶瓶，得到心理安慰。另外，唇腭裂宝宝跟正常婴儿一样，在4～6个月后，应该添加辅食，品尝不同质地和味道的食物，使口腔和面部得到正常的发育。在喂给宝宝半流质、软食和块状食物时可用汤匙喂养。

　　喂食时要抱起宝宝，注意将匙子放在健侧唇部，贴近下唇，避免接触唇裂处，养成这样的喂食习惯在术后喂食时也可避免接触伤口，然后将汤匙内流质喂入宝宝口内，

待宝宝咽下后再喂入第二匙，喂食速度根据宝宝的情况而定，应避免在宝宝哭闹时或入睡时喂食，防止引起呛咳。汤匙喂养能避免把太多的空气吸入胃里，打嗝及呛咳发生率低，另外还能加强唇部的运动。

2.3 唇腭裂宝宝的智力问题

一般情况下唇腭裂宝宝的智力是没有异常的，可以像正常孩子那样生活和学习，长大了也可以正常工作。但是，如果同时伴发一些综合征，如腭—心—面综合征、歌舞伎综合征、唐氏综合征等，宝宝的智力发育也会受到影响，表现为不同程度的智力低下、智力发育迟缓。

有些唇腭裂宝宝因为自己容貌异常、语音障碍，会在一定程度上影响他们的自信心和语言交流，造成性格内向、不善与人交流，但这并非智力的问题，家长们应该多给予他们鼓励，引导他们正确的认识，淡化孩子唇部缺陷的影响，让他们在健康的氛围中成长。

2.4 唇腭裂对生长发育的影响

前面提到过部分唇腭裂宝宝相对于普通的宝宝来说，存在喂养困难的问题，容易造成营养不良；由于口、鼻腔相通，也增加了呼吸道及消化道感染的概率。少部分唇腭裂宝宝出生时可能有合并先天性心脏病、气道发育异常等情况，导致组织缺氧，这些因素都会影响到宝宝的生长发育，比一般的孩子生长会慢一些。

2.5　部分唇腭裂宝宝喜欢趴着睡的原因

当腭裂宝宝同时存在小下颌畸形（图2-4）或下颌后缩时，仰卧位的睡姿会因舌后坠导致上气道狭窄造成通气困难，而俯卧位或者侧卧位的睡姿可以缓解这种现象，因此这些宝宝喜欢趴着睡，这样的睡姿会让他们的呼吸更加通畅，也会感到更为舒适。

宝宝趴着睡的时候，如果旁边有物品，可能会遮盖住宝宝的口鼻腔引起窒息，因此妈妈一定要注意安全。对于那些长期喜欢趴着睡觉的宝宝，家长更要引起重视，及时去医院进行检查是否有合并综合征现象。

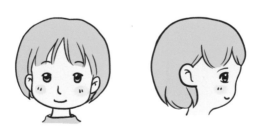

图2-4　小下颌畸形

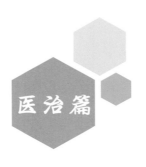

医治篇

　　唇腭裂的治疗并非只是单纯的外科手术，为了得到最好的效果，从患者出生到长大成人的每一个生长发育阶段都有相应治疗内容，是由多学科的医护人员共同参与的一种综合序列治疗模式。根据每个唇腭裂患者的病情，治疗组组织讨论、制订治疗计划并实施，包括唇腭裂宝宝出生后的喂养指导、外科手术前的准备、住院期间的各项应对、出院后的康复锻炼、后续的语音及正颌治疗，以及在唇腭裂患儿成长过程中家庭成员的应对、如何为患儿的成长营造健康的家庭氛围、帮助唇腭裂患儿顺利进入社会等内容。

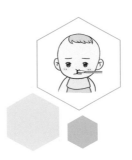

3. 唇腭裂综合序列治疗内容

3.1　什么是唇腭裂综合序列治疗

　　唇腭裂的综合序列治疗就是从患者出生到长大成人，随着生长发育的每一个阶段，治疗相应的形态、功能、生理及心理缺陷。由多学科专家参与，在患者恰当的年龄，按照一定的程序，对唇腭裂患者进行全面治疗的一个完善的实施系统（表3-1）。

3.2　唇腭裂患儿需要做哪些治疗

　　唇腭裂不单只需要外科医生的手术治疗，往往需要多学科的医护人员团队协作，包括遗传咨询和儿科医生在围生期的咨询和诊疗、正畸医生解决牙齿矫正和协助外科矫形，有听力问题还需要五官科医生的诊疗，心理咨询师可以帮助解决患儿及其家庭的心理需求，专业护理人员可以教授患儿家庭喂养、护理方面的知识等。因此一个完整的唇腭裂综合序列治疗是需要多学科协同诊治完成的。

表 3-1　唇腭裂综合序列治疗时间表

年　龄	正畸治疗	手　术　治　疗			腭咽闭合功能评估	语音治疗	心理咨询
出生	术前正畸						
3 个月							
6 个月		唇裂整复					
9 个月			腭裂整复				
1 岁							
1 岁半							
2 岁		定期随访					
3 岁			定期随访				
4 岁							定期随访
5 岁							
6 岁							
7 岁	植骨手术术前（术后）正畸治疗	鼻唇二期整复术	腭再成形术或咽成形术	牙槽突裂植骨手术	定期随访	定期随访	
8 岁							
9 岁							
10 岁							
11 岁							
12 岁							

（续表）

年　龄	正畸治疗	手　术　治　疗			腭咽闭合功能评估	语音治疗	心理咨询
13 岁	植骨手术术前（术后）正畸治疗	鼻唇二期整复术	腭再成形术或咽成形术		定期随访	定期随访	定期随访
14 岁							
15 岁							
16 岁							
17 岁							
18 岁	正畸正颌联合治疗						
成年后							

3.3　唇腭裂手术不是越早做效果越好

当家长抱着新生儿来到门诊咨询，却被告知"要等到3～6个月才能手术"时，往往会发出失望的叹息："啊，等这么久会不会对宝宝有影响呀？"其实，唇裂手术并不是越早做越好，一般认为单侧唇裂在婴儿3～6月龄、双侧唇裂在婴儿6～12月龄、体重5千克以上方可手术（图3-1）。一方面是因为唇裂手术需要全身麻醉，年龄太小、体重太轻的宝宝对全麻的耐受能力差；另一方面太小的宝宝软组织解剖标志点不清晰，组织脆弱容易撕裂，会增加

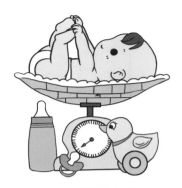

图3-1 体重超过5千克

手术的难度，影响手术的效果。

3.4 单侧完全性和双侧唇裂患儿手术前可以佩戴鼻-牙槽塑形器

　　单侧完全性或双侧唇裂的宝宝在手术前使用鼻-牙槽塑形器，这是一种在国际上得到广泛认同的治疗方法。鼻-牙槽塑形器（naso-alveolar molding，NAM）主要由塑料制腭护板、钢丝弯制的鼻撑以及医用胶布组成，腭护板（图3-2）可以分隔口腔和鼻腔，防止有口鼻瘘的宝宝在喝奶时流到鼻子里，引起拒乳、呛奶甚至是肺炎；鼻撑可以将塌陷的鼻孔撑起，增加鼻小柱的高度，帮助外科医生在手术中更好地恢复鼻孔的形态；胶布将裂开的两侧上唇拉向中间，使上唇和牙槽骨间的裂隙缩小，减轻畸形程度，提高手术效果。对于不完全性唇裂，即鼻孔下方没有裂开，并

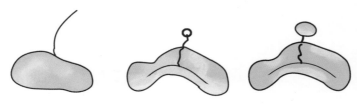

图3-2　腭护板

且不伴有牙槽突裂的宝宝，如果鼻部形态比较正常对称，可以不采用NAM治疗。

3.5　唇裂患儿手术后减少瘢痕形成的方法

不管采用何种手术方式、使用什么样的缝线，手术后必然会留下瘢痕。

不过也有很多方法可以帮助减轻唇裂术后瘢痕，包括：① 注意保持伤口清洁，及时用棉签蘸生理盐水将鼻涕、食物残渣等轻轻擦去，保持伤口清洁干燥；② 拆线后1周可以开始使用一些祛疤药膏，或尝试激光治疗，减轻瘢痕增生；③ 拆线后每天为宝宝按摩上唇术区，促进瘢痕软化吸收；④ 出门时注意用遮阳帽等物品遮盖上唇，避免暴晒造成术区周围色素沉着；⑤ 术后1个月内用勺子或滴管给宝宝喂奶，不要用奶瓶吮吸，以减少上唇的运动和手术部位的张力。虽然无法完全消除瘢痕，也无法避免宝宝生长发育对瘢痕的影响，但家长们可以通过上述方法，尽量减少手术后瘢痕的形成。

3.6 腭裂手术后的发音取决于腭裂的类型和术后的训练

　　腭裂手术后的"软腭"并不是柔软有弹性的肌肉和黏膜，而是僵硬的瘢痕组织，不具备良好的运动功能。2～3岁的宝宝可以通过练习吹气的动作，比如吹哨子、海螺、气球等来锻炼腭咽部的肌肉；稍大一些的宝宝可以尝试吹水泡训练，如果能一口气吹超过20秒，就说明腭咽闭合比较完全，可以进行语音训练，纠正不良的发声习惯；如果练了很久仍无进展，可能是由于之前的腭裂裂隙比较宽，修复后的软腭过短，或者软腭和咽部的肌肉运动功能较差，此时通过单纯的训练难以达到好的效果，这就需要做"咽成形术"来进一步改善语音功能。但不管是否需要做咽成形手术，语音训练都是改善腭裂术后发音的重要一环，不可被单纯的手术所取代（图3-3）。

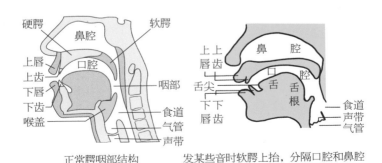

正常腭咽部结构　　　发某些音时软腭上抬，分隔口腔和鼻腔

图3-3　发音器官示意图

3.7　唇腭裂患儿从出生到成人的正畸治疗

唇腭裂孩子由于先天缺陷、多次颌面部手术创伤以及术后瘢痕挛缩等原因，通常会伴有口面部的发育异常，主要限制了上颌骨的生长发育，表现为严重的牙齿拥挤、前牙反𬌗等，一般都需要正畸治疗。

牙齿矫正时间为：

- 新生儿及婴儿期（0～6个月），主要进行鼻牙槽塑形的矫正，可以矫形错位的骨段，缩窄裂隙，保持舌在正确的位置，同时防止腭裂宝宝呛奶，便于喂养。

- 乳牙列期（3～6岁），可以促进面部正常发育，矫正不良的口腔习惯。

- 混合牙列期（6～12岁），将牙槽裂隙适当扩大，恢复牙弓形态，调整上下牙位置，为牙槽裂植骨手术创造条件。

- 恒牙列期（12岁以后），过上颌骨的牵引或配合前部截骨术矫正上颌骨发育不良。

- 正颌外科前后的正畸治疗，主要为手术颌骨移动提供充足空间，维持良好的咬合关系。

3.8　鼻模佩戴注意事项

鼻模（图3-4）是依据前鼻孔正常形态制作的成品硅

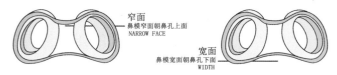

窄面
鼻模窄面朝鼻孔上面
NARROW FACE

宽面
鼻模宽面朝鼻孔下面
WIDTH

图3-4　鼻模示意图

胶支撑物，主要用于唇裂鼻畸形一期或二期整复术后鼻的塑形，可诱导鼻外部形态的正常发展。

- 一般在术后第7天开始佩戴鼻模，建议至少佩戴半年以上。
- 如果唇鼻部伤口缝线还没完全脱落，可在鼻模上涂抹金霉素眼膏后再佩戴；如果缝线已经脱落，可在鼻模上涂抹凡士林或者婴儿油进行润滑协助佩戴。
- 每天早晚2次取下鼻模，用清水冲洗干净即可，切勿用热水、酒精等消毒，以免变形。
- 佩戴鼻模本身可能会导致流鼻涕，用纸巾吸干即可，如在感冒期，可以暂停佩戴，待病情转好再佩戴。
- 若宝宝佩戴鼻模，可在鼻模中央牵根红线并绕在耳朵上，避免宝宝的鼻模太小掉落后找不到。

3.9　腭裂患儿的听力

腭裂宝宝最容易伴发的耳部疾病——分泌性中耳炎（即中耳积液）。正常人耳朵的中耳到鼻咽部有一条通道，专业上称为咽鼓管，正常情况下，外界空气可以通过咽鼓管进入中耳，耳朵的分泌物也可以流到咽喉中（图3-5）。腭裂宝宝的"天花板"裂开，导致负责咽鼓管开放的腭部肌肉不连续，咽鼓管无法正常开放，就会导致中耳积液，分泌性中耳炎是导致宝宝听力下降的主要原因。手术前家长们要及时带宝宝进行听力筛查，如有异常及时治疗，同时腭裂术后应掌握正确的喂养方式，防止食物反流。

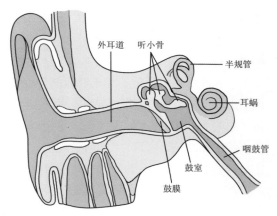

外耳道　听小骨

半规管

耳蜗

咽鼓管

鼓室

鼓膜

图3-5　耳部结构示意图

4. 唇腭裂患儿的手术条件

4.1　唇裂患儿手术时机的选择

　　唇裂手术主要在婴儿时期，首先不建议过早进行手术，月龄太小的宝宝各方面发育还不完善，抵抗力较低，全麻手术的风险比较大，一般单侧唇裂在3个月后、双侧唇裂在6个月后考虑接受手术治疗，如果是早产的宝宝，手术时间应该再适当延后一些。

　　其次还要考虑宝宝的全身发育情况，有无发育迟缓、体重是否达标、有无贫血、是否伴随其他先天性疾病，如先天性心脏病，各种综合征等，近期是否有上呼吸道感染、消化道感染、口唇周围皮肤有无湿疹等，综合评估宝宝的全身情况，排除全麻手术的危险因素，选择最合适的手术时间。

4.2　腭裂患儿手术时机的选择

　　早期进行的腭裂修复手术，有助于腭裂宝宝学习说话及养成正常的发音习惯，重建良好的腭咽闭合功能，得到理想的发音效果。一般 12 个月左右就可以开始考虑进行修复手术了，一些腭部裂隙比较小的，发育情况也相对比较好的宝宝 10 个月左右也可以考虑进行手术。

相对于大年龄才来进行腭裂修复术的孩子或者成人，小年龄手术操作起来较为容易，手术时间短，出血量也相对少，术后反应也会比大年龄手术者轻、恢复较快、住院时间短，远期的腭咽闭合功能和语音清晰度都比大年龄手术的患者好。

如果合并各类综合征、先天性心脏病、小下颌畸形，喂养困难等情况的腭裂宝宝则不可盲目追求早期手术，而是需要全面评估全身情况，排除各类危险因素，选择合适的手术时间。

4.3 咽成形手术时机的选择

良好的腭咽闭合功能是获得正常语音的基础，咽成形术可以改善腭咽闭合功能，但是单纯的手术并不能解决语音问题，术后 1～2 个月须配合系统的语音治疗，方可获得理想的语音状态。

一般 4 周岁以后就可以开始考虑进行咽成形术，但是术前一定要评估好孩子的智力和配合程度。语音治疗是由语音治疗师进行一对一的训练（图4-1），如果孩子智力较低或是比较怕生、不配合，则很难进行有效的训练，术后 1 个月开始如果不能配合完成吹气等训练，手术创造的咽后壁瓣会逐渐萎缩，导致腭咽闭合功能无法改善，这样就

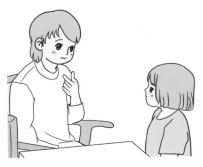

图4-1　一对一语音治疗

失去了手术的意义。所以，应该根据孩子的具体情况，延后手术时间。

4.4　唇裂术后继发畸形（二次修复）时机的选择

唇裂手术后，随着孩子的生长发育，需要再次手术调整鼻唇部的形态，可以根据自身需求和实际情况选择只修复唇部畸形或鼻部畸形，也可以同期修复鼻唇部畸形。

如果只是单纯想改善唇部的畸形，可以在任何年龄进行手术修复；对于继发畸形的鼻修复术则不建议过早的进行，由于鼻部手术创伤较大，形成的瘢痕组织较为广泛，可能会导致鼻部发育障碍，因此，可以选择在青春期后身体发育基本定型、鼻部发育基本成熟稳定，一般15岁以后进行鼻畸形修复术，术后坚持佩戴鼻模来稳固鼻部的术后形态，这样的手术效果好而稳定。

4.5 不适合手术的情况

接受全麻手术前一定要确保宝宝身体健康。

尤其是秋冬季节，宝宝容易发热、感冒、咳嗽和腹泻等，应注意保暖及饮食调理；入院前如果已患有上呼吸道感染、消化道感染、过敏等症状，此时宝宝抵抗力比较低，应暂缓手术；另外，注意宝宝的营养摄入，合理充足的营养不仅是生长发育的需要，更是手术治疗的前提及术后恢复的保障，与此同时先训练宝宝慢慢适应勺子、滴管的喂养方式。

合理调整预防接种时间，入院前先不要打预防针，接种后可能会出现发热、皮疹等反应，此时宝宝抵抗力也相对较低，不适宜接受全麻手术。

最后，入院前不要忘记携带各类病历本及检查资料，特别是合并有其他疾病的唇腭裂患儿，家长应将病史做好整理分类。

5. 唇腭裂患儿手术前的准备

5.1 唇腭裂患儿术前喂养方式的改变

准备入院手术前，家长要改变宝宝的喂养方式，不再使用奶嘴、吸管等工具，改用勺子、滴管（图5-1）来进行喂养；母乳喂养的宝宝不可再直接吸吮乳头，应将母乳挤出，也改用勺子和滴管来喂养。

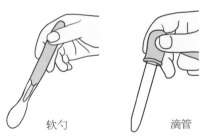

软勺　　　　　　滴管

图5-1　喂养工具

手术后，如果使用奶嘴、吸管等工具喂养，反复的吸吮动作会影响唇部伤口愈合、引起伤口疼痛、加重伤口瘢痕的形成；而腭裂宝宝更容易引起口内伤口出血、影响伤口的愈合；勺子要选用质地较软的，在使用勺子和滴管时注意不要塞得过深，应缓慢喂养，注意安全。

喂养工具的突然改变会引起宝宝的不适应，出现抗拒进食、哭闹不止等情况，导致术后发热、营养摄入不足、影响术后伤口的恢复，所以在入院前要及时改变喂养方式，让宝宝提前适应。

5.2　唇裂手术前的皮肤准备

准备入院手术前，一定要保持唇部皮肤的清洁干燥，没有破损、炎症感染、过敏、皮肤疾病等情况，避开这些影响伤口愈合的危险因素，确保安全。

许多宝宝都会出现湿疹、奶癣的情况，平时应保持皮肤清洁，注意哺乳妈妈和宝宝的饮食以及宝宝贴身衣物的选择，症状严重时应暂缓手术，先行治疗。

一些在正畸科进行鼻牙槽塑形矫正治疗、佩戴矫治器的宝宝，由于皮肤幼嫩，对固定矫治器的胶布容易过敏，容易引起唇部皮肤发红、破溃，所以在选择胶布时应选择防过敏透气型，并在手术前2周停止使用矫治器，减轻唇部皮肤负担。

青春期的患者容易有青春痘，鼻唇部的痘痘发作严重时应及时治疗，等到消除炎症后再选择入院手术。

5.3　唇腭裂手术前的口腔准备

除了唇部伤口在外侧，腭裂、牙槽突裂、咽成形术的伤口都在口腔内，术前保持口腔内清洁可有效防止术后伤口感染，应鼓励患儿养成每天认真刷牙、漱口的好习惯，少吃糖，避免龋齿。若发现口腔内有感染时，如婴幼儿容易出现鹅口疮，应先行治疗，暂缓手术。

做牙槽突裂植骨手术的患儿牙龈健康尤为重要，如果口内有牙龈炎、溃疡等炎症时也应暂缓手术，先行治疗，待炎症消退后方可手术，避免植骨后伤口感染。术前就诊，根据医生建议拔除多余的牙或妨碍手术的牙齿，拔牙后，应该等创面完全愈合后再行手术。

口内有矫治器的患儿则应注意口腔内各部件有无松脱，可先去正畸科加固，防止术中松脱掉落导致意外。

口角糜烂严重时，因手术中张口器的使用易引起口角撕裂，也应避免。

5.4　唇腭裂患儿住院后的术前准备

入院后，配合完成一系列的检查及化验，合格通过后就可以等待安排手术了。

首先需要准备好手术后使用的物品，如一次性尿垫、医用棉签、手部制动器等，以及一些特殊的手术中需要用到的物品，术前1天按照具体要求准备好即可。

其次做好患儿自身的准备工作，洗澡、剪指甲，尤其注意口鼻腔的清洁，术前注意好好休息，如出现感冒咳嗽等身体不适时应及时告知，手术前更换清洁的病房衣裤，并去除身上所有的挂件首饰。

最后也是最关键的一点，必须严格按照通知的禁饮禁食时间来准备，术前禁饮禁食的目的是避免手术过程中胃内容物的反流和误吸，是确保全麻手术安全的关键；有些宝宝可能会因为饥饿哭闹，家长切不可心软而自行喂食，影响手术的正常进行。

6. 唇腭裂手术的麻醉及其影响

6.1 唇腭裂患儿需要在什么麻醉下手术

唇腭裂综合序列治疗多主张整个修复手术的治疗过程在婴幼儿及青少年时期完成，此类手术往往需要在全身麻醉下完成。

在全身麻醉下进行唇腭裂手术的优势。首先，全身麻醉使患儿在手术中处于睡眠状态并对手术刺激不感觉疼痛。保持睡眠及无痛状态，不但可以减少手术创伤对唇腭裂宝宝躯体和心理的伤害，还能使其耐受在唇腭裂手术中需要保持的固定体位及口腔深部的手术操作。

其次，全身麻醉使唇腭裂宝宝在术中保持静止不动，有利于外科医生进行手术修复时的精细操作。

最后，唇腭裂修复术需要在口腔内进行手术操作，全麻时气管插管不但能保证小儿术中睡眠状态下的供氧需求，还能防止手术时口腔内的血液及唾液误吸进入呼吸道。

6.2　唇腭裂患儿特殊生理对全身麻醉的影响

唇腭裂畸形和近150种综合征相关，以颅颌面畸形综合征较为多见，其中很多颅颌面畸形的患儿存在潜在的气道梗阻，如Pierre-Robin综合征、小下颌畸形、先天性短颈畸形综合征等，这类患儿麻醉时极有可能面临气管插管困难，气道风险的评估有利于避免严重的麻醉并发症，术前进行睡眠监测及颅颌面三维CT成像都是有效的评估手段。另外，若患儿既往有全麻困难插管的病史，家长应在术前及时告知麻醉医师引起重视。

唇腭裂伴先天性心脏病的发生率高达3%～7%，其中以单纯的房间隔和室间隔缺损最为常见，这类患儿平时往往伴有喂养困难、哭闹时口唇青紫、容易疲乏并易发呼吸道感染，手术前检查心脏彩超可明确先天性心脏病的类型及其严重程度，发绀性先天性心脏病患儿对麻醉及手术耐受性差，应首先治疗心脏畸形后再行唇腭裂修复术。

6.3　全麻前的准备及注意事项

唇腭裂患儿病情复杂，完善麻醉前准备可将患儿的身体调整至最佳状态，提高其对手术的耐受能力。术前除了常规准备外，还应评估是否有气管插管困难可能。

上呼吸道感染是小儿常见的疾病，术前2周内存在呼吸道感染的患儿气道应激性高，手术治疗期间容易发生缺氧、支气管痉挛、喉痉挛等并发症，因此对于呼吸道急性感染的患儿应在感染症状消失后至少2周以后再行手术。

另外，如果存在严重营养不良及贫血时，也不建议急于进行手术。

6.4　全麻前禁食禁饮的必要性

患儿在接受全麻手术前都会被告知术前需禁食禁饮，家长怕饿着宝宝往往不愿接受长时间不给喂食，术前为什么需要禁食禁饮？具体又要怎样做呢？

全身麻醉时患儿保护性反射及吞咽反射会减弱或消失，术前恰当的禁食禁饮可有效减少误吸的风险，保障患儿麻醉期间的安全，同时如果不适当的禁食禁饮，又可能增加患儿的不适，甚至低血糖及脱水（表6-1）。

表 6-1　全麻前建议禁食时间

食物种类	最短禁食时间（h）
清饮料	2
母　乳	4
婴儿配方奶粉	6
牛奶及液体乳制品	6
固体食物	可能需要更长时间，一般应≥8

6.5　患儿全身麻醉的安全性及作用方法

随着麻醉技术的快速发展，临床上已经可以常规、安全地给予各年龄阶段的孩子各种手术麻醉支持。虽然婴幼儿由于生理上与成人的差异，其麻醉并发症风险相对更大，全球每年仍有超过数百万的新生儿及儿童接受全身麻醉。

全麻药物经呼吸道吸入、静脉或肌内注射进入体内，产生中枢神经系统的暂时抑制，临床表现为神志消失、全身痛觉消失、遗忘、反射抑制和骨骼肌松弛；手术结束后，当药物被代谢或从体内排出后，中枢抑制随之消失，患儿的神志及各种反射逐渐恢复。

6.6　麻醉药对于儿童智力、神经系统的影响

随着麻醉技术的不断发展，儿童接受全身麻醉的安全性很高，而全麻药物对中枢神经系统的抑制作用是可逆的，目前可以确定的是，儿童接受短小的全麻手术，对智力发育并没有负面影响。唇腭裂修复手术为短小手术，近年来临床常用的全麻药物，无论经吸入或静脉注射，多为迅速代谢的药物，所以家长不需要过多担忧全身麻醉的风险，而让儿童承受延迟手术可能会带来的更大风险。

7. 唇腭裂患儿术后护理

7.1 应对患儿术后剧烈哭闹

当手术结束麻醉醒来后，宝宝发现家长不在自己身边，身体的不舒适感加上对陌生的环境的恐惧会大声哭闹，并持续到回病房，家长不要着急，等护士测量完生命体征、确保伤口情况无恙后，抱起宝宝轻声安抚，尽量选择宝宝平时最依赖的家属抱他，这会给小朋友带来最大程度安慰；同时可以播放宝宝平时喜欢的儿童歌谣或者动画片，转移其注意力；家长们注意侧着抱宝宝，有助于保持呼吸道通畅。家长要注意倾听护士的术后指导内容，包括进食时间、异常情况等注意要点，在心疼孩子的同时，家长们要注意控制自己的情绪，因为家长的情绪会直接影响到宝宝的状态。

7.2 手术后进食前的准备

唇腭裂全麻手术后4～6小时可以进食，根据不同的年龄段、清醒状态的不同，时间会有差别，待宝宝回病房

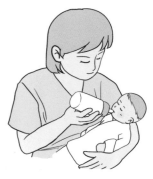

图7-1　术后进食

时会有护士告知具体时间；到了可以进食的时间，先由护士判断，确定宝宝已完全清醒、并符合进食的要求，再次进行喂食方式及种类的指导；手术后未到进食时间，可以用棉签蘸取少量清水润湿嘴唇以缓解口渴，但要注意不要碰到唇裂宝宝的伤口（图7-1）。

7.3　手术后要防止宝宝伤口损伤

手术后的宝宝感受到来自伤口的不舒适感，可能会用小手来摸索，也有些宝宝有吸吮手指的习惯，或者喜欢把玩具、口水巾等放入嘴巴"品尝"，家长要及时制止这种行为以免损伤伤口，可以使用软质的"手肘制动器"来限制宝宝手臂的部分动作；喂食时使用正确的工具及方法，防止意外损伤伤口；家长要用正确的怀抱姿势及睡觉方式哄睡，宝宝和怀抱者面部保持同一方向（图7-2），床栏使用枕头或衣物等柔软的物品遮挡，防止伤口误撞

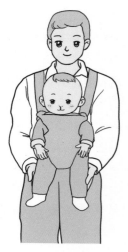

图7-2　术后抱宝宝的姿势

家长肩膀、床栏等坚硬物品；会走路的患儿，家长要注意搀扶，不要让其奔跑，防止小朋友摔跤；不要穿套头衫，以免在穿脱衣物时损伤唇部的伤口。

7.4 手术后伤口出血的处理

手术后的伤口经过缝合并不是完全没有缝隙的，其间有少量血液渗出是正常现象；腭裂手术伤口相对唇裂大，手术后会使用止血药物输液治疗并配合消炎止血的滴鼻液滴鼻，一般情况下腭裂术后口腔内流出的液体颜色由深到浅、由暗红色到褐色直至淡咖啡色，如果短时间内出现鲜红色的血液，需及时告知医护人员进行处理；唇裂手术后第1天由医生去除伤口处的敷料后，一般很少会有渗血现象，如有少量渗血，用干棉签轻轻按压出血的地方，2～3分钟后拿开棉签即可；唇腭裂手术后应尽量避免宝宝的哭闹，减少对伤口的刺激，防止伤口出血。

7.5 手术后保持伤口清洁

唇裂宝宝手术当天会有纱布覆盖在唇部伤口，手术后第1天由医生取下纱布并消毒伤口，之后就需要家长一起来维护伤口的清洁；用灭菌的棉签蘸生理盐水擦拭伤口，由上到下、边滚动棉签边向下擦拭，切记不要用力摩擦，擦拭过的棉签不要重复使用，宝宝伤口有奶渍、鼻涕等污物残留时，要及时擦拭干净。腭裂手术的宝宝，腭部缝合的伤口不需要家长使用工具进行清洁，千万不可以用手、棉签、餐巾纸等物品伸到宝宝嘴里擦拭伤口，这是非常危险的行为，很有可能会损伤腭部伤口甚至导致裂开，每次宝宝进食后多喂食清水，以此冲净口腔内的食物残渣，达到清洁口腔的效果。

7.6　手术后缓解伤口疼痛

手术后家长可以使用语言、歌声、动画片等方法来安抚宝宝情绪，转移宝宝的注意力缓解一些疼痛；也可以口服水果味的止痛剂来缓解疼痛，腭裂手术的宝宝伤口相较唇裂伤口大，疼痛更明显一些，尤其像咽成形手术的患儿，术后还可以用退热贴贴于咽喉部、配合雾化吸入治疗来减轻疼痛；较大的宝宝术后通过早日下床活动来减轻局部伤口肿胀达到减轻疼痛的目的。

7.7　唇腭裂患儿手术后进食

唇腭裂手术后为了避免吸吮奶嘴、吸管对伤口的愈合造成不良影响，术后需改变宝宝的进食方式，用滴管、软质汤勺、杯子等进行喂养；滴管或勺子放置在宝宝嘴角喂入流质，不要过度伸进口腔中引起宝宝吸吮反射，流质温度不可过烫，温热为宜，进食时宝宝应该半坐卧位，不可以平躺进食，以免引起呛咳现象。

唇腭裂宝宝手术当天进食清水、果汁、牛奶为主，手术后第 1 天开始流质应多样化，如豆奶、汤类等，增加宝宝的食欲，一般流质 10 天、半流质 10 天，之后由软食过渡到普食，即恢复术前的饮食，半流质包括蒸蛋、粥、米糊、烂面条等；术后注意饮食清淡、少量多餐、甜咸交替，避免进食过快、过多引起恶心、呕吐等不良反应。

注意：宝宝手术后 2 周内处于机体抵抗力相对较弱的时期，不建议增加辅食、更换奶粉品牌及年龄阶段，以免造成宝宝胃肠道功能紊乱，出现呕吐、腹泻等症状。

7.8　手术后患儿不肯进食的应对方法

宝宝手术后因为伤口疼痛、喂食工具不习惯、喂食速度过慢等原因会造成宝宝的不肯进食。唇腭裂宝宝术前应及时给宝宝习惯使用滴管、软质勺子等工具，术后配合医护人员一同给予宝宝缓解疼痛的方式。当宝宝不肯进食时不要强迫喂食，避免引起他剧烈哭闹，可以在准备喂食时选择一个宝宝最感兴趣的容器，上面有可爱的小动物或者喜欢的卡通形象；然后家长可以和宝宝玩"干杯"的小游戏，增加进食的趣味性；较大的患儿可以多变换饮食的种类，果汁、椰奶、汤类，甜咸口味交替准备，有助于增加食欲。

7.9　手术后患儿发热

婴幼儿体温调节中枢发育还不完善，术后初期进食量减少、宝宝哭闹会造成体内水分消耗增多，容易出现脱水热。

首先要保持室内空气流通，定时开窗通风，宝宝穿着应适当，过多的衣物不利于散热，如有出汗需及时擦干避免着凉；其次可通过服用退热剂、使用退热贴、温水擦浴等方法降温，护士会及时给宝宝测量体温；不管使用何种方法，补充水分才是退热的最简单、有效、安全的方法。

7.10 测量生命体征时爸爸妈妈的配合方法

手术后1～2天内患儿看到穿着白大衣的医护人员会比较紧张，甚至会哭闹，而手术后24小时内是护理关键期，测量生命体征、观察伤口情况尤为重要，此时需要家长协助医护人员一起鼓励宝宝，暂时固定住宝宝的小手或小脚，快速、有效地完成操作，保证孩子安全的同时也减少宝宝哭闹的时间。

8. 唇腭裂患儿手术后可能出现的情况

8.1 手术后伤口缝线处出现血痂

唇部缝线拆除前，每天需清洁伤口，防止奶渍、鼻涕、血渍等污渍凝结形成痂皮；擦拭时注意固定好宝宝头部，避免宝宝因头部转动而误伤到伤口，剧烈哭闹时稍稍等待宝宝平静后再行擦拭；如果伤口缝线处已有痂皮形成，千万不能用力擦拭，可以用棉签蘸多一点的生理盐水涂抹于痂皮处，反复几次，等痂皮润湿后再轻轻擦拭就容易脱落了（图8-1）；拆线后的伤口，还是应该继续保持清洁，直至伤口完全愈合；拆线后的伤口表面如有少量结

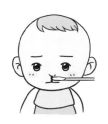

图8-1 术后伤口护理

痂，不要强行剥除，等待自然脱落，之后就有一个漂亮的唇部了。

8.2　手术后伤口肿胀

手术后伤口的愈合需要经历一系列的过程，术后2～3天伤口周围组织毛细血管处于增生期，会有一定程度的肿胀，这是伤口恢复过程中的正常病理反应，之后伤口的肿胀就会逐步消除；一般术后会使用相应的药物减轻肿胀，唇裂术后可以用冰袋进行伤口部位冷敷，另外，手术返回病房6小时后抬高床头，半坐卧位的状态有利于伤口肿胀的消除，术后第1天开始，家长要鼓励会走路的宝宝下床活动，适量的活动是消肿最简便有效的方法；如果出院回家后伤口肿胀越来越明显，并伴有发烫、疼痛、脓性分泌物流出的情况，就要及时来医院就诊了。

8.3　手术后嘴巴内有臭味、腭部缝线处出现白色异物

婴幼儿手术后无法进行漱口，口腔内容易残留食物残渣、细菌大量繁殖发酵，所以会引起异味；如果宝宝伤口的缝线上已经有白色的奶垢残留，那口腔卫生就要格外注意并且需要加强了；宝宝可以用喝清水的方法来替代漱口，特别是进食牛奶、果汁等有味道、有颜色的流质后，

饮用清水可以有效防止食物残渣在口内缝线处的滞留，保持口腔清洁；可以配合漱口的患儿，使用漱口水进行口腔的清洁（图8-2）；保持一个干净清洁的口腔环境，是伤口良好愈合的前提条件，也可有效降低伤口感染的概率。

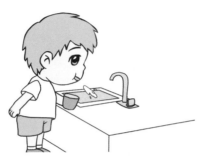

图8-2　清洁口腔

8.4　手术后哭闹

　　唇腭裂宝宝年龄较小，无法进行有效的语言表达，当出现哭闹不止并且拒绝吃东西时，不要强硬喂食，这样容易引起呛咳现象；哭闹是宝宝表达不适感的一种方式。一般手术后哭闹的原因包括：伤口的疼痛、喂食工具不习惯、拒食导致的饥饿、发热、衣被过紧、环境闷热不适、怀抱方式不舒适、便秘或腹泻等，家长要提前做好心理准备，面对宝宝的哭闹时，不要惊慌失措和心情烦躁，应保持冷静，及时准确地找出原因，按照护士宣教的知识去进行，帮助宝宝去除不舒适感。

8.5 腭咽闭合功能不全手术后喉咙疼痛、不愿进食

因为手术部位的原因，患儿在每一次做吞咽动作时会感受到来自咽喉部伤口的明显疼痛感，所以常常会因为害怕疼痛而拒绝进食，严重的连口水也不愿意咽下，全部蓄积在口腔中，最后一同吐出，这样非常容易导致呛咳，也会因为进食量少而引起发热症状。家长应该配合医护人员在手术前告知患儿可能出现疼痛的情况，给孩子一个心理准备，避免突如其来的疼痛导致孩子大声哭闹叫喊而加剧疼痛现象；手术后帮助减轻疼痛的方法包括：退热贴贴在颈部、进食薄荷味饮料、进食常温流质切忌不可过烫、手术返回6小时后抬高床头坐起、尽早下床行走帮助伤口消肿、进行雾化吸入治疗，这些都有助于消除肿胀，减轻伤口的疼痛感（图8-3）。

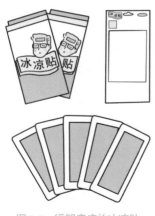

图8-3 缓解疼痛的冰凉贴

8.6 手术后腹泻

婴幼儿的消化系统尚在发育中，胃肠功能较弱，手术后

如果受凉、喂养不当、饮食过冷或不卫生、临时添加辅食、喂养量不适宜、胃肠不消化等原因都会导致宝宝腹泻。手术后家长应注意：① 保暖、及时增减衣物、出汗后及时擦干避免着凉；② 食物温度不可过凉、喂食工具需做好消毒、奶粉及母乳注意保存防止变质；③ 母乳喂养的宝宝，妈妈的饮食需要注意卫生、不可进食辛辣生冷和过于油腻的食物。

当宝宝发生腹泻，家长需及时告知医护人员，并将宝宝的排泄物让医护人员观察、判断，找出原因并及时处理，必要时口服调理胃肠功能的药物进行治疗，同时注意给宝宝补充水分，防止腹泻导致脱水现象。

8.7 唇腭裂患儿成长过程中"瘪嘴"的原因

唇腭裂患儿的"瘪嘴"，是上颌骨发育不足的表现。唇裂手术后的瘢痕会让唇部肌肉张力增大，阻碍并限制了上颌骨的生长，就像一位守门员阻挡住了即将飞入球门的足球。腭裂手术后上腭瘢痕挛缩，产生与上颌骨生长方向相反的反作用力，就像守门员飞扑足球的手部力量，使上颌骨发育受阻；有部分孩子是因为牙槽骨缺失而导致面中部的塌陷，这些原因都会导致上颌骨发育不足，形成了"瘪嘴"现象。这些孩子需再次进行修复治疗以改善面容的美观，牙槽突裂的患者先进行牙槽裂隙的植骨手术。目前临床上常采用"术前正畸+正颌手术+术后正畸治疗"，每位患者自身情况不同，经过检查，医生会根据每位患者状况，通过3D打印技术，进行个性化治疗方案的制订，以达到理想的治疗效果。

9. 唇腭裂患儿出院后的注意事项

9.1 手术后出院需具备的条件

唇裂手术的患儿一般手术后2～3天，伤口没有问题的情况下就可以出院了，部分患儿在医生观察后也会安排拆线后再出院。腭裂手术的患儿一般手术后2天、完成抗炎止血药物的治疗，医生确定伤口没有问题后，也可以出院了。牙槽突裂植骨手术后的孩子，需要一定时间练习下床活动，一般术后3～4天后安排出院。每位患儿的体质与伤口恢复情况不同，会有一些时间差别。

9.2 唇裂患儿出院后的注意事项

唇裂患儿出院后最重要的是伤口安全，注意避免损伤，患儿不可以用手指或者玩具等硬物碰撞伤口或放入口中，会行走的患儿玩耍时需避免摔倒损伤伤口。按照护士指导的饮食要求进行喂食，不可进食过硬过烫的食物，1个月内不吸吮奶瓶、吸管，不可吸吮手指或者直接母乳喂养。

保持口腔清洁，每餐进食后进食清水或漱口，年龄比较大的患儿手术1周后可以刷牙，注意避开伤口；唇部伤口一般7天左右拆线，拆线前每日伤口清洁，拆线后4～5天开始按摩伤口并配合祛瘢痕药物的使用。

9.3　腭裂患儿出院后的注意事项

腭裂患儿的伤口安全及进食要求与唇裂患儿相同，但腭裂患儿已处于幼儿期（腭裂患儿手术期较唇裂患儿晚），相对于唇裂患儿更顽皮好动，家长需要格外小心。另外需特别注意的是口腔卫生，腭裂患儿伤口在口腔内并且伤口较唇裂伤口大，容易发生口腔异味及奶垢的残留，要加强口腔清洁，进食后多饮清水，年龄比较大的患儿手术1周后可以刷牙，注意动作轻柔，不要撞到伤口；手术后10天内，患儿可能会从口中吐出深色果冻状的物体，这是手术中填塞止血物，会自行溶解或者脱落，即便孩子吞下后也会随粪便排出；手术后1个月复诊，医生确认伤口没有问题后开始进行吹气训练。随着孩子的成长，家长要关注小朋友的发音状况。

9.4　出院后复诊的必要性

唇腭裂患儿一般手术后1个月进行复诊，医生会对伤口的恢复情况进行检查，并且安排下一步的治疗计划，如继续复诊患儿的发音情况、腭咽闭合情况、牙槽突裂植骨手术时间等；如果患儿出院后手术部位有出血、伤口裂开、伤口持续肿胀并有脓液现象，需要及时来医院就诊处理。

9.5　出院后预防接种的注意事项

唇腭裂患儿手术后2周内伤口愈合良好、没有发热、腹泻等异常情况，就可以正常进行预防接种了。患儿打疫苗后可能会出现发热、头痛、注射部位的红肿、疼痛等反应，这是正常现象，而手术后2周内患儿的身体正在恢复期，处于机体抵抗力较弱的状态，注射疫苗后可能加重患儿的反应，因此手术后2周内不建议急于为患儿接种疫苗。

9.6　学龄前期孩子活泼好动，家长的注意事项

进入到学龄前期的孩子，特别调皮难以管控，需防止唇腭裂患儿手术后与其他小朋友间嬉戏打闹导致摔跤、跌倒等动作而损伤伤口，家长要加强看护，保障孩子的安全；出院回家后在病情许可的范围内尽量安排饮食的多样化，过于单调乏味的食物口味容易引起孩子排斥，甚至因嘴馋而偷吃一些不适合的食物，对伤口造成影响；学龄前期的孩子已有一定程度的理解配合能力，家长们要鼓励孩子的积极性，多用夸奖的语音、物质的奖励等方式来取得他们的配合，同时鼓励孩子表达自己的想法，满足他们的合理要求，顺利度过术后康复期。

9.7　腭裂患儿手术后的吹气训练

腭裂患儿手术后1个月，经复诊医生确认伤口没有问题后，可以开始吹气训练（图9-1），帮助腭部肌肉功能锻炼，加强腭咽闭合功能。婴幼儿可以采用吹口哨、口琴、气球等方法，婴幼儿配合度不佳，家长尽量增加训练的趣味性，不要单纯地当成一件急于完成的任务，这样孩子的兴致不高，往往两三次后就不再配合进行训练了。孩子无法吹出声音时不要放弃，先教会孩子做出吹气的动作，当孩子找对了方法、肺活量足够时，自然可以吹出声音了。年龄较大可以配合的孩子，可以取一只杯子，内置1/3水，使用吸管往杯中吹水泡，水泡不宜吹得过快过大，一口气吹的时间越长越好，一般要求能维持20秒以上为宜，按照以上方法每天反复练习。记录每天一口气所能维持的吹水泡时间，总结每日的进步，鼓励宝宝，促进坚持练习。

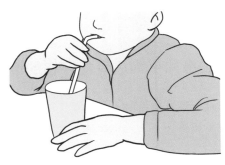

图9-1　吹气训练

10. 唇腭裂患儿的语音治疗

10.1 腭裂患儿手术后进行语音治疗的必要性

语音治疗是针对腭裂患儿的，单纯的唇裂患儿如果没有语音功能障碍是不需要进行语音治疗的；而腭裂患儿及唇腭裂患儿因为都存在腭部结构的缺陷，发音时可闻及明显的过高鼻音和鼻漏气，若不进行腭裂修复，一般不能获得正常的语音。即使在腭裂手术后有相当大比例的患儿仍存在不同程度的语音异常，所以腭裂术后的患儿都应该进行语音及言语评估并对不同语音障碍的患儿有针对性地进行术后语音治疗；腭裂患儿的异常语音治疗已成为唇腭裂综合序列治疗中的一个重要的环节和组成部分。

10.2 腭裂患儿手术后可能存在的语音问题

腭裂手术后腭咽闭合完全的患儿，存在的主要语音问题包括发音时声音过小，气息不足，辅音弱化、脱落及一些代偿性发音，这是由于患儿长期以来形成的不良的发音习惯所造成的。以往研究表明，越早进行腭裂手术术后异常语音的发生率越低，所以腭裂修复时间通常在患儿6个月到1周岁以内；还有一种腭裂患儿，在腭裂修复术后仍存在腭咽闭合不全，这些患儿发音时可闻及明显的过高鼻音和鼻漏气，且辅音弱化、脱落及代偿性发音情况更严重，对于这些患儿就要求先进行咽成形手术恢复腭咽闭合，再进行语音治疗纠正不良发音习惯，改善语音功能。

10.3 部分腭裂患儿手术后会腭咽闭合不全

完善的腭咽闭合是达到正常语音的必要条件（图10-1）。患儿在发音时出现不同程度的过度鼻音，或有鼻漏气，经鼻咽喉镜检查即可确诊为腭咽闭合不全。腭咽闭合不全和腭裂一样都会严重影响患儿的语音清晰度。腭裂患儿术前就无法达到完全的腭咽闭合，即使在腭裂术后仍有5%～45%的患儿会存在腭咽闭合不全从而导致语音功能异常。临床上对腭咽闭合功能的评价方法有主

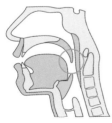
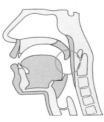
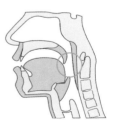

腭咽自然状态
软腭松弛与咽后壁分离

腭咽闭合状态
发音时软腭与咽后壁接触

腭咽开放状态
发音时软腭动度差
不能与咽后壁接触

图10-1 腭咽活动示意图

观评价和客观评价。在进行主观评价时，鼻腔的过高鼻音程度是一个重要的评价指标。而客观评价包括：吹水泡试验、鼻流仪检查、头颅侧位片检查及鼻咽喉镜检查等。目前国际上对于腭咽闭合不全的治疗方法均为先以手术方法缩小宽大的腭咽腔，术后再进行语音训练。所以腭裂术后患儿一定要遵医嘱定期复诊，以免错过最佳治疗时期。

10.4　腭裂患儿在能配合的前提下语音治疗越早越好

有些家长会问腭裂术后是否越早进行语音训练越好，答案是肯定的。其实语音训练不仅包括在医院内接受的主动的语音治疗，也包括在家和学校中所受的被动的听说训练。语音环境对孩子语音矫正有很大帮助，还有就是家长对孩子语音发育的关注程度也很重要。孩子腭裂手术后每年都要到专业的语音门诊就诊，由语音治疗师给予治疗建议，4岁之前可以在家中由家长对孩子进行引导式发音训练，而4岁以后随着孩子的配合能力和专注力的增加，就可以去语音治疗科由专业的语音治疗师对腭裂术后的孩子进行较为系统的语音矫正和治疗。

10.5　腭裂患儿术后进行语音治疗的基本方法

对于腭裂术后的孩子应该由语音治疗师进行语音评估

后再对其进行系统的语音训练。首先要求孩子做吹气功能训练（吹气球、吹口琴、吹水泡训练），若吹水泡时长达25～30秒后，便可以由语音治疗师进行一对一的语音治疗。治疗从送气塞音/p/开始，先练习送气再练发音，由简到繁，一个辅音一个辅音的训练，练习从字、词、句逐渐开展，课堂上结合行为疗法，培养孩子良好的发音习惯和方法。回家后还要求家长来接替语音治疗师的工作，按照上述方法持之以恒的坚持每天训练；之后每年还要复诊，进行个别发音纠错和巩固训练。

10.6　有中度以下智力障碍的综合征腭裂患儿也可以接受语音治疗

在语音治疗前，语音治疗师需要家长带孩子去儿科做智力及听力测试，只要智力和听力在中等以上水平并且能够配合训练的孩子都可以接受语音治疗。上海交通大学医学院唇腭裂治疗研究中心每年也接收很多此类孩子，如腭心面综合征、歌舞伎综合征等。这些患儿，其接受语音治疗的年龄通常要比非综合征性患儿晚1～2年，而且语音治疗的时间也要比非综合征患儿长，因为其本身的生长发育也比同龄人要晚，包括理解力及行为能力等的发育。所以对中等程度以下智力障碍的综合征性孩子可以进行语音治疗，只是治疗的复杂性和难度更大，治疗时间更长，需要治疗师和家长付出更多的精力。

10.7 腭心面综合征患儿的语音障碍治疗难度大且治疗周期长

　　腭心面综合征是一种常染色体遗传性疾病，这些孩子有特殊的面容且常伴有先天性心脏病的发生。有些患者伴有腭裂，有些虽没有腭裂但也存在异常发音特征，如高鼻音、鼻漏气等腭咽功能不全的症状。这类患儿还会存在智力问题及行为能力障碍，临床语音治疗要比一般腭裂患者难度大，需更长的治疗周期，制订个性化的语音训练方案，并对每个患者训练前后进行定量检测，包括吹水泡实验、汉语语音清晰度测试，但只要诊断明确。治疗合理，腭心面综合征患者的语音障碍同样能够得以治愈。

10.8 没有腭裂的孩子若发音不清不一定是舌系带短造成的

　　没有腭裂的孩子说话不清不一定是因为舌系带过短。这里要给大家普及一下怎样评价舌系带是否过短，什么情况需要延长舌系带（图10-2）。舌上抬时下面那根连接舌体和口底的"筋"就是舌系带，如果伸舌时舌体明显被拉成"M"型，就可诊断为舌系带短；如果舌系带短而发音清晰也没有任何不适，不必手术。经常会有家长要求给孩子剪舌系带，他们觉得其发音不清就是因为舌系带短，但听其发音只有/g,k,j,q,x,z,c,s/发不清，发这些音时并不需要舌上抬，即使延长舌系带而不纠正发音习惯，还是无法达到正常语音。只有当孩子因过短的舌系带而导致舌体无法上抬，发抬舌音 /d,t,l/ 和卷舌音 /zh,ch,sh/ 都不清时才要考虑做舌系带延长术。

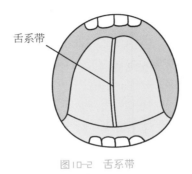

舌系带

图10-2　舌系带

11. 关于牙槽突裂

11.1 修复牙槽突裂有利于牙齿矫正和鼻唇部外形

完全性唇腭裂或者部分不完全性唇裂患儿除了唇裂及腭裂外，还存在着裂隙侧牙槽骨的裂开及上颌骨的发育畸形（图11-1）。许多家长在唇裂或腭裂手术之后，往往忽视了牙床裂开的问题或对其不够重视。其实，牙槽突裂的

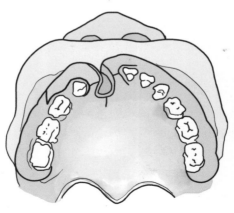

图11-1　右上牙槽突裂

修复对于后期咬合功能及面部外形的恢复都是极其重要且关键的一步。

首先，通过外科手术关闭裂开的牙床，可以封闭牙床上的连通口鼻腔的小洞，解决孩子的进食反流与口腔卫生问题；其次，牙床裂开的孩子往往牙齿排列不整齐，通过手术可以恢复牙床连续性，促进裂隙缘的牙齿萌出，同时也为后续正畸治疗和修复缺牙创造条件；最后，由于牙床的裂开，往往使得相对应的上唇和鼻子基底部位因为失去骨头的支持而出现塌陷，影响外貌。通过牙槽突裂植骨手术，可以为局部的软组织提供骨性的支持，使得局部的鼻唇畸形得到一定程度的改善，并为后期的鼻唇畸形整复手术创造更好的条件。

11.2 部分唇腭裂患儿修复牙床前需要进行会诊

唇腭裂患儿裂开的牙床需要通过外科手术的方式来关闭，所以在手术之前需要对患儿的全身情况及局部牙床条件进行术前评估。如果裂开的牙床处存在红肿的牙龈、错位的牙齿、过宽的间隙等不利于手术的情况，则需要外科医生与正畸、牙周、牙体牙髓科等医生一起对上述问题进行会诊，制订出具有一定顺序的个性化治疗方案。在手术之前，通过适当的正畸、牙周或拔牙治疗创造适宜的手术条件，从而提高手术的成功率。同时，会诊可以避免家长及患儿去不同专科多次就诊，可减轻患儿的负担，提高治疗的效率，并保证综合序列治疗的时效。

11.3 牙槽突裂患儿手术时机的确定

牙槽突裂植骨术的手术时间是由患儿的年龄及裂隙侧尖牙的牙龄共同决定的，植骨太晚，尖牙不会长入植骨区；植骨太早，影响了颌面部的生长发育造成新的畸形。手术时间一般是在学龄期，即孩子9～11岁时进行。修复牙槽突裂其中一个重要作用是让牙槽突裂隙恢复骨质连续，以保证旁边的牙齿正常萌出。裂隙两边的侧切牙和尖牙萌出的时间是9～11岁，这一时期是进行牙槽突裂修复术的合适时机。在裂隙侧尖牙的牙根形成2/3时进行植骨，术后萌出的尖牙可以减少植骨区的骨吸收。

11.4 牙槽突裂术后1个月内应避免手术区域刷牙

牙槽突裂术后牙床处的牙龈及黏膜上会有缝线，所以术后1个月内手术区域应该避免刷牙，防止缝线松脱及伤口裂开。但是在缝线未完全脱落之前，缝线上容易残留食物残渣，如果不及时清理不仅会影响伤口愈合还容易诱发伤口感染，所以每次进食之后应该多漱口，以达到清洁术区和保持口腔卫生的作用。同时，术后口腔卫生的保持对于预防伤口感染也是很重要的，所以从术后1周开始，可以选择儿童软毛牙刷，避开术区，用温水轻轻刷磨牙以及下排牙齿。

11.5 牙槽突裂手术后的饮食要求

手术后由于口内牙槽部植骨伤口的特殊性，需要坚持一段时间的流质及半流质饮食（图11-2），不可以吃过热及过硬的食物，以免引起伤口出血，影响伤口愈合。

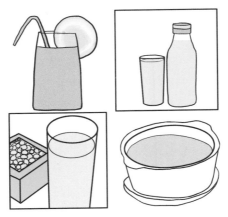

图11-2 术后饮食

一般手术后先吃3～5天的水样、无渣、不黏稠的清流质饮食，接着再吃1周半流质饮食，如烂面条、粥、藕粉、蒸蛋、小馄饨等，然后再吃1周左右软烂的饭菜，之后基本就可以恢复正常饮食了，但是要注意不要使用术区的牙齿去撕扯食物。术后1个月复诊，伤口没有问题后，就可以正常吃饭了。

手术后由于饮食种类的限制性，需要注意营养的均衡，应选择高蛋白、高热量、高维生素的食物来补充机体需求，促进伤口良好愈合。

11.6　牙槽突裂手术后的活动度

　　牙槽突裂植骨手术的骨源有髂骨、下颌骨等，最常见的取骨源为髂骨。

　　由于髂骨伤口位置的特殊性，手术后会影响孩子下肢的活动度及行走，家长应鼓励孩子循序渐进地进行术后活动度的锻炼，不可盲目过早过度活动，影响伤口愈合。

　　一般手术后2天内以卧床活动为主，鼓励孩子自主翻身并进行适度的腿部活动，第3天即可下床锻炼行走，刚开始行走时，髂部伤口由于肌肉牵拉会有些疼痛，导致孩子不愿意走动，此时家长应积极鼓励，不可放弃锻炼，帮助孩子尽早恢复正常行走。术后3个月内不可以剧烈运动，例如跑步、游泳、爬山、踢足球、打篮球等，体育课应免修。

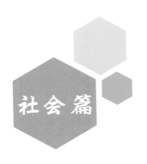

社会篇

　　唇腭裂的发生除了给患儿带来生理和容貌上的改变外，也会给患儿及其父母带来一些心理社会挑战，包括疾病认知、情绪管理、家庭沟通、人际交往等问题，需要引起唇腭裂患儿及其父母的关注。在介绍应对方法与建议之前，患儿父母首先需要了解唇腭裂患儿及其自身在患儿婴幼儿期、学龄期以及青春期等不同阶段的心理社会特点与发展需要，然后学习如何更加积极地看待唇腭裂问题以及做好医患沟通、入园准备等事项，从而更好地处理疾病带来的压力与挑战。

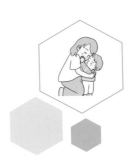

12. 唇腭裂患儿家长的心理特点

12.1 关注唇腭裂患儿家长的心理健康

父母的心理健康状况对子女的影响巨大。当得知孩子是唇腭裂时，不同父母应对方式不尽相同，有的父母选择逃避，无法接受孩子的畸形，不愿意多亲近孩子；有的父母则会产生强烈的自责，对孩子过分关注和保护，这些不良的应对方式不利于唇腭裂孩子的心理身心健康。在唇腭裂孩子婴儿期，父母良好的心态和应对方式可以确保婴儿获得更及时的照料、充分的爱抚、积极的语言、动作与情感的充分互动，可以为孩子建立生理满足感和心理安全感，并建立安全稳定的"婴儿和抚养人关系"，即"安全型依恋"。

如果父母长期焦虑、抑郁、悲伤或者愤怒，会影响他们对孩子的照料与互动，孩子可能出现一系列生理与心理问题。随着年龄增长，孩子的生活质量与社会技能发展，对外界的认识，面对问题时的态度与处理方式，甚至人生观、价值观、与世界观都会受到父母的影响。因此，为了确保唇腭裂孩子健康成长，十分有必要关注唇腭裂婴儿父母的心理健康，从家庭和社区层面对不良适应和负性情绪进行及时干预。

12.2　唇腭裂胎儿孕妈妈的心理特点

绝大多数孕妈妈，在产检过程中得知胎儿患有唇腭裂时，几乎都会经历负性情绪（通常说的不良情绪）过程，严重者可出现应激反应。

情绪表现：可出现紧张、焦虑、过度担心、情绪易激惹、烦躁；或出现悲伤、抑郁等情绪反应。

认知表现：早期可出现否认、惊讶、震惊；之后出现恐慌、矛盾到逐渐接受。急性应激反应严重者可表现为强烈恐惧，出现意识障碍，意识范围狭窄、定向障碍，言语缺乏条理，对周围事物感知迟钝，甚至出现人格解体。

行为表现：精神运动性兴奋或精神运动性抑制，可表现为过度求医行为，如急切想要了解孩子的诊断、治疗方案和预期效果等；或出现回避、抑制性行为。严重者可能出现过激行为，如自伤、自杀以及攻击行为等。

躯体反应：表现为交感神经兴奋、垂体和肾上腺皮质激素分泌增多、血糖升高、血压上升、心率加快和呼吸加速等；慢性应激反应可出现头晕、乏力、嗜睡、恶心、呕吐、食欲不振、烦躁不安、精神难以集中、记忆力减退、不明原因的低热等症状，严重者可能有胃溃疡、心肌梗死等，并可导致内分泌改变、免疫功能低下等。

12.3　唇腭裂胎儿准爸爸的心理特点

对于准爸爸来说，当得知胎儿患有唇腭裂时，由于社会角色、性格特征等的差异，他们的心理反应与孕妈妈有所不同。

情绪表现：可出现紧张、焦虑、沮丧、挫折感；或冷漠、悲伤、抑郁等情绪反应。

认知表现：初期多表现为吃惊、发懵，或否认；随之迅速转为冷静、沉着或故作轻松而更多地安慰妻子。

行为表现：求医行为，主动了解唇腭裂疾病的相关健康教育知识及其治疗、康复情况；对家庭进行重新安排和计划，包括治疗费用筹备、孩子养育者的调配等。也有个别出现回避、退缩、拒绝社交等自我防御反应。个别可出现成瘾行为，如寻求烟酒刺激、网络、游戏成瘾等。

躯体反应：可表现为倦怠、乏力、失眠、多梦、早醒等睡眠改变；以及交感神经兴奋性表现、个别出现血糖升高、血压上升以及头晕、胸闷、气促、心率加快、食欲减退、消化不良等。面对胎儿诊断有唇腭裂的事实，多数准爸爸能较好地应对，尽管有时也有焦虑和紧张的情绪，但大都能调整好心态，最终能为妻子、家庭营造一种强有力支持的氛围。

12.4　唇腭裂新生儿父母的"打击综合征"

为数不少的父母亲表示，刚看到或听到孩子是唇腭裂时，"懵了，大脑一片空白""天塌下来了"等感觉，继而产生悲伤、失望、焦虑、抑郁和负罪感。1981年兰斯顿将其命名为"打击综合征"。

情绪表现：失落、沮丧、悲伤、恐惧、紧张、焦虑、抑郁等。个别会出现急性应激障碍。

认知表现：75%的家长表示唇腭裂孩子的出生对他们是一个"心理打击"；初期可表现为否认、不接受；感到羞愧，认为无颜面对周围人；继而感到受伤害、怨恨命运的不公，对未来感到绝望。个别会出现认知障碍，表现为意识障碍，定向障碍，言语紊乱，感知迟钝；甚至可出现人格解体。

行为表现：逃避行为，不愿见小孩，不愿见亲朋好友。不知所措；个别可表现为精神运动性兴奋或精神运动性抑制。

躯体反应：躯体症状可能最先出现消化系统和神经系统的症状，表现为胃痛，消化不良、尿频、多汗、面部潮红、睡眠障碍、噩梦等。一般说来，唇腭裂畸形越严重，打击综合征也就越严重。打击综合征在新生儿第一周最为严重，以后逐渐缓解，一般持续数周至数月。缓解速度和程度与父母自身的心理调节能力、医护人员的宣教、心理医生的心理干预等等有着密切的关系。

12.5　唇裂新生儿母亲的产后抑郁

由于分娩后雌激素和黄体酮水平急剧下降，也称为"断崖式"激素水平下降，以及社会心理因素的影响，加之对唇腭裂孩子的过分担忧，或者因为家庭成员中有把产下唇腭裂婴儿的原因归咎于产妇的情况，更加重了母亲患产后抑郁的概率。唇腭裂新生儿母亲可能发生产后抑郁（图12-1）。

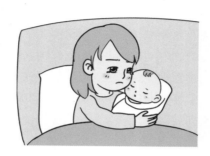

图12-1　产后情绪波动

情绪表现：心境低落、心情压抑、伤心流泪；感到孤独、沮丧、甚至焦虑、恐惧、易怒，常因小事大发脾气。

认知表现：遇事老往坏处想，对生活失去信心，自觉前途黯淡，毫无希望，感到生活没有意义。常常自暴自弃、自责、自罪，或对身边的人充满敌意和戒心。

行为表现：对日常活动缺乏兴趣，无精打采、自觉脑子反应迟钝，思考问题困难，不愿见人、被动或过分依赖；与家人、丈夫关系不协调；严重者企图自杀或可能出现杀婴行为。

躯体反应：约80%的患者伴发失眠、头痛、身痛、头昏、眼花、耳鸣等躯体症状。家人需警惕产妇是否患产后抑郁症，应避免激怒其情绪，必要时心理专科就诊。

12.6　唇腭裂患儿家长的心理调节措施

作为唇腭裂孩子的家长，尤其父母亲，应有意识地做好自我心理调节。首先要对孩子罹患唇腭裂这一负性事件有足够的心理准备，尽量保持正常心态，乐观豁达，不为逆境心事重重。要善于适应环境变化，保持内心的安宁。家庭成员之间需要相互敞开心扉，说出自己的感受，并相互接纳、安慰、鼓励；要充分发挥家庭内"主心骨"成员的"稳定"作用，当有一个人从打击中走出并开始积极面对问题时，其他成员的态度也会被感染而变得积极。积极寻求唇腭裂医疗团队的帮助，充分了解唇腭裂治疗的相关信息，如当面与医生交流，参观唇腭裂病房，见证治愈的患者，和其他患者家长交流。唇腭裂孩子父母要主动寻求社会支持，合理利用亲朋好友的支持和社区资源。若家庭内出现激烈的冲突与情绪反应，则需要寻求专业心理医生的帮助。

13. 唇腭裂患儿在生长发育不同阶段的心理特点

13.1　关注唇腭裂患儿的心理健康

　　面部是一个人极为重要的标记，人与人交流时，首先注意到的就是一个人的脸，我们对一个人的"第一印象"、再认、回忆等都是从面容开始的。面部是人体裸露最彻底的部位，又是表情的具体显露部位，因此，面部的变形对于一个人来说，要比身体其他部分的变形导致的心理冲击更大。

　　唇腭裂作为一种先天畸形，主要影响容貌与发音，这两者恰恰是个人形象的主要部分。嘴唇是面部运动最多的部分，如果我们把一个人比喻为一个"风景区"，那么人的面部就像这个风景区里的"核心景区"，而嘴唇就是这个核心景区里的"动感区域"，如此重要的"风景"出现缺陷，对一个人自信心的影响是很大的。此外，腭裂导致的发音不清，也直接影响到人际交流效果而导致不良的人际关系，有研究表明，人际关系是影响心理健康的主要因素，而心理健康又是影响一个人主观幸福感与生存质量的主要因素。关注唇腭裂患儿的心理，可以提升患儿的心理健康水平，是患儿身心健康、生活幸福的重要保障（图13-1）。

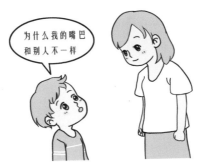

为什么我的嘴巴和别人不一样

图13-1　关注患儿心理

13.2　婴幼儿期唇腭裂患儿的心理特点

许多人以为婴儿是没有心理活动的，其实，唇腭裂婴儿和普通婴儿一样，仍然存在"认知""情绪""行为"等心理特点，他们常常以哭闹表达需求，用感觉去认识周围的事物和环境。

认知表现：唇腭裂婴幼儿的认知发展与普通婴儿没有明显区别，即通过条件反射与非条件反射来发展感觉、运动能力。他们通过模仿、象征性游戏、绘画、心理想象及语言来描述世界。因此，父母及周围人的态度可以影响此期患儿的认知发展，他们会从周围人的反馈情况来看待和界定自己。

情绪表现：情绪问题是唇腭裂患儿最常出现的问题。由于裂隙存在，孩子的吸吮、吞咽等基本生理功能受限，导致其生理需要不能及时被满足，因而其情绪易激惹、不稳定、哭闹、烦躁等，多表现为困难型气质类型。

行为表现：由于外貌的缺陷以及语音不清的原因，唇腭裂患儿易受到周围孩子的欺负、嘲笑及排斥，出于自我保护的需要，患儿通常会采取本能的应对模式而出现攻击行为、退缩行为及逆反行为，表现为羞怯、不愿与同伴交往，不愿进入陌生的环境，或者出现敌意、挑衅等行为。

躯体反应：可表现为进食障碍、睡眠差、动作迟缓、不活跃；在社交场合表现痛苦或出现头痛、头晕、胸闷、气促、恶心、呕吐等躯体不适症状。

13.3 儿童期唇腭裂患儿的心理特点

儿童期唇腭裂患儿开始注意到自己的畸形，会发现自己和其他儿童在容貌和语音上的不同而出现不同的心理状况特点。

认知表现：儿童期的孩子还没有稳定的认知水平，他们对唇腭裂这一疾病的认知多来自家长或周围人的看法，他们可能因为受到其他儿童的嘲笑而开始注意到自己的问题；或可能由于唇部手术效果不佳或腭裂语音以及继发的一些听力障碍等原因，导致他们在学习语言、与人交流、理解和回答问题等方面的认知能力都有所下降。

　　情绪表现：此期儿童能同时体验到一种以上的不同情绪并学会了掩饰情绪。在情感上，他们能理解别人的想法和感受，对周围人的情绪反应更为敏感。若遭遇负性情绪，则通常可表现为紧张、担心、焦虑、恐惧，甚至出现儿童躁狂症、抑郁症等。

　　行为表现：由于异常面容及消极的社会反馈，唇腭裂患儿易产生自卑情结、而出现孤独隔离感等异常心理行为状态，多表现为退缩、回避、不喜交际、好独处；在面对外界歧视时，部分患儿可出现敌对、逆反、攻击、破坏等行为。

　　躯体表现：由于儿童期的唇腭裂患儿正处于二期手术、牙槽突裂植骨手术，以及正畸治疗和语音治疗等唇腭裂综合序列治疗的重要时期，他们更易感受到来自躯体的不适、疼痛、过敏，以及胃肠不适、消化不良、食欲减退、过度消瘦或肥胖，以及睡眠障碍。

13.4　青少年期唇腭裂患儿的心理特点

　　青少年正值青春期，属于特殊时期，被称为"困难期""危机期"。生理发育的快速增长与心理的半成熟现状让这个时期孩子的心理状态主要表现为矛盾与冲突。

　　认知表现：青春期的心理自我意识飞跃发展，他（她）们开始强烈关注自己的外貌和体征，喜欢在镜中研究自己，特别注意别人对自己打扮的反应，周围环境和他人的评价在其心理健康发展中起着重要作用。自我评价低于正常青少年，青年期的患儿在自信心方面低于正常同龄人。

情绪表现：情绪不能自控，常常因为担心外界的负性评价而处于极度的焦虑之中。情绪反应有时激烈、粗暴甚至失控，有时兴趣高涨、热情洋溢，有时消极低沉、孤独压抑。

行为表现：表现为既渴望与别人交流，又对交往感到害怕和紧张，因此长期处于矛盾的状态之中，可以表现出社交逃避。在父母面前容易出现行为失控，多表现为与父母对抗、不服从、好斗、冲动、执拗，甚至攻击、破坏；网络、游戏、烟酒等成瘾性行为增多。

躯体表现：随着第二性征和性功能的发展，孩子开始出现性好奇和接近异性的欲望，荷尔蒙增多可使其处于莫名的烦躁与不安之中。由于牙颌面畸形原因、语音障碍等，患儿容易放大躯体感受，表现为对畸形的过度关注及对手术效果的过高期望，若遭受负性心理刺激可表现为不明原因的身体部位疼痛、头晕、乏力、食欲减退、消化不良、慢性腹泻或睡眠障碍等。

13.5　唇腭裂患儿的"学习障碍"

世界卫生组织对"学习障碍"的定义为：从发育的早期阶段起，儿童获得学习技能的正常方式受损。唇腭裂患儿的学习障碍可能与解剖结构异常引起的功能障碍、治疗相关因素、反复麻醉、社会污名等有关。唇腭裂患儿的学习障碍表现为阅读、拼写、计算、记忆、接受语言、运动功能的损害。腭裂患儿的学习障碍更加严重,理查曼和埃利亚森等发现唇腭裂患者仅在语言表达能力方面存在缺陷,而单纯腭裂患者表现出广泛的语言能力缺陷。腭裂引起的语音和听力障碍导致患者的语言学习、交流、理解和回答问题等能力下降;同时,因治疗而缺课和社会污名带来的非议、嘲笑、孤立和排挤等原因,学龄期唇腭裂患儿的学习能力、考试分数和升学率低于正常同龄儿童。这提示在治疗腭裂时应重视听力监测和治疗;营造包容性的学习环境;家长应更多地理解和帮助唇腭裂患儿克服学习困难,而不是一味地指责与批评。此外,还应尽可能合理地安排治疗时间,减少因治疗而造成经常性的缺课。

13.6 唇腭裂患儿的"自我意识"

自我意识是一个人对自己的认识和评价,包括对自己心理倾向、个性心理特征和心理过程的认识与评价。正是由于人具有自我意识,才能使人对自己的思想和行为进行自我控制和调节,使自己形成完整的个性。

自我意识包括三个层次:对自己及其状态的认识;对自己肢体活动状态的认识;对自己思维、情感、意志等心理活动的认识。在 11 ～ 13 岁学龄的唇腭裂患儿中,由于同龄人之间的排斥和互不信任导致自我意识较差;在小学早期阶段,有54% ～ 73%唇腭裂患儿,其自我意识分值处在高危险区;有研究显示唇腭裂患儿认为他们的社会接受度较正常同龄人小,更频繁地感到悲伤和愤怒;也有学者的研究结果得出了8～15岁的颅面畸形儿童和正常儿童中在自我感知、社会支持、满意度和不适感的差别很小，并且发现有颅面畸形的儿童对其容貌的满意度与正常儿童相比无明显差异，正常儿童组与患儿组都对容貌有中等程度的不满意。

13.7 唇腭裂患儿的心理调节措施

在婴儿期，父母及直接抚养人的心理健康状况尤其重要。抚养人，尤其孩子的母亲，以积极、轻松、充满希望的状态照顾孩子，可以给婴儿提供及时的照料、充分的爱抚、积极的语言、动作与情感互动，从而为孩子提供充分的生理满足感及足够的心理安全感，建立起安全稳定的婴儿与抚养人的依恋关系，这将有利于婴儿身心健康发育。此外，应尽可能提供色彩鲜艳丰富多样的玩具，以及多姿多彩的适宜刺激、动听悦耳的音乐以及足够的活动空间，让他们在"摸爬滚打"中发展其视、听、嗅、触觉、语言等功能。

在儿童期，家长应注意塑造孩子的自信心，以"无条件接纳"与"积极关注"的态度对待孩子，在任何情况下都选择积极支持和鼓励孩子，尽量放大其优点，不拿孩子的弱势和其他孩子的强势作比较，在一言一行、一举一动中让孩子感受到家长为他（她）自豪，为他（她）骄傲；应尽可能为孩子营造和睦温馨的家庭氛围以及安全、放松的学校氛围，更多地给予孩子深度陪伴，即细致地参与到孩子的日常生活、了解孩子的人际交往与同伴关系以及学习情况，帮助其养成良好的生活与学习习惯。

面对青春期的孩子，父母应给予充分的理解和接纳，要意识到孩子对父母的反抗正是他（她）要脱离对父母的依赖走向独立成熟的心理发展过程，家长应尽量避免与孩子正面冲突，在孩子爆发情绪时以暂时回避等冷处理措施来应对；鼓励孩子交友，建立积极的人际关系；适当给孩子关于性与异性相处的知识引导。此外，对于唇腭裂孩子来说，有意识地锻炼其面对外界非议的心理承受力，纠正过于偏执的认知（避免钻牛角尖），训练其积极的自我心理暗示能力显得尤为重要。总之，家长应尽量调整好自己的心理状态，帮助唇腭裂孩子顺利度过青春期，并陪伴孩子以足够的信心和勇气走向成年期。

14. 唇腭裂患儿父母如何建立健康的家庭氛围

14.1 家长学会运用正向视角看待孩子的唇腭裂问题

　　家长需要对唇腭裂疾病有科学的认识，唇腭裂孩子只是在外貌和语音方面有异常，经过手术及语音训练等治疗方法可以得到改善，在性格、智力发展等方面与正常人无异。家长应更多培养孩子的信心以及各项能力，并积极配合治疗，在共同努力下，给孩子营造积极正向的氛围。充分认识到唇腭裂并不是自己的过错，正视自己的负面情绪，给予自己时间去慢慢接受，勇敢面对，不给自己施加额外的压力。发现自身优势与支持资源，更加积极、正向地看待唇腭裂问题。

14.2 家长学会向孩子解释唇腭裂问题

　　家长可以诚实坦率地告知孩子真实情况，并通过真诚的交流，与孩子建立起亲密、信任的关系，和孩子一起讨论他需要面临的问题。如果家长对唇腭裂这一事实隐瞒逃避，不给孩子一个明确的答案，反而会让孩子觉得自己是不正常的，带来负面影响。当然，如果孩子从小到大就坚信自己的外貌并非先天缺陷而是后天原因，为了不伤害其幼小的心灵，善意的谎言也是最美的真相。总之，在告知真相时，家长应尽量以诚恳、轻松、开放的态度，根据孩子当时的年龄采用孩子容易理解和接受的方式进行。家长对孩子的充分接纳与支持，可以让他们不会因为小小的不同而否定自己（图14-1）。

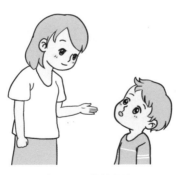

图14-1　坦诚交流

14.3　引导孩子处理被询问及嘲笑问题

孩子经常不敢和父母谈论嘲笑的话题，他可能担心你会批评他，或者只是简单地告诉他不要在意别人的嘲笑。家长应该认识到，孩子在很多情况下都有可能被询问或嘲笑，如门牙掉了；被询问或嘲笑虽然有些难堪，却也是学习成长的机会。在谈论这个话题时，家长可以寻找一个安静的环境和没有太多干扰的时间，用平和轻松的语气与孩子交谈这件事，留心观察并耐心等待回应；引导孩子认识到询问是来自对事情的不了解及好奇，多数人的询问并无恶意，并引导孩子了解外观或语言上的不完美，并不代表孩子的全部，他还有很多其他方面值得被肯定。很多应对嘲笑的方法可以在家里学习和练习，亲子之间通过"角色扮演"，一个扮演"嘲笑者"，一个扮演"被嘲笑者"，提前准备好回答。

14.4 家长学会处理自己的负面情绪

家长可以尝试接纳自己的负面情绪，认识到面对孩子的疾病出现一些负面情绪是正常的。例如"任何一位妈妈都希望自己的孩子健康，所以当我面对孩子的疾病会出现悲伤、担忧等负面情绪，作为孩子妈妈的我怀胎十月将孩子生下，又要面对孩子的疾病，这一路走来虽不容易，但我也很坚强，这些情绪都是可以理解的，以后一切都会变得更好。"通过这样的自我暗示告诉自己出现负面情绪是正常的。通过放松训练，如呼吸放松调节法或者倾听正念冥想音乐让情绪平静下来，也可以尝试合理宣泄调节法，如踩气球、在空旷地方大声呐喊等把自己压抑的情绪释放出来。此外还可以寻求朋友、其他家长的支持，与他们倾诉困扰自己的事情（图14-2）。

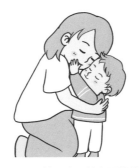

图14-2　接受自己的负面情绪

14.5　有效的家庭沟通必不可少

对于一个家庭而言，唇腭裂孩子的出生可能会给每一个家庭成员带来心理冲击，在这种情况下，家庭成员之间更应该加强沟通，互相帮助，成为彼此的精神支柱。唇腭裂孩子的父母之间需要敞开心扉，表达自己的情绪，相互接纳、安慰、鼓励，为彼此提供情感支持，一起了解唇腭裂疾病的专业信息，学习照顾知识。唇腭裂患者父母与祖辈之间的沟通要以尊重和理解为前提，与祖辈成员沟通所了解的信息、自己的想法等，缓解他们的焦虑感，同时帮助祖辈学习适宜的照顾知识，为孩子成长创造一个和睦温馨的家庭氛围。

15. 唇腭裂患儿进入社会前的准备

15.1　家长引导唇腭裂患儿更好地看待自我

　　家长作为唇腭裂患儿最亲近的人，其表现出来的积极乐观的态度会传染给孩子，给孩子带来正向引导力量。家长可以引导孩子认识到自己的优点与长处，发掘孩子自身兴趣，并反复在孩子面前强调他们的优点，以增强自信。唇腭裂患儿虽然面部有缺陷，但不妨碍他们在其他领域施展才华，比如绘画、音乐、体育等领域，家长可以有意识地培养孩子多方面的能力，让他有机会体验到更多的成功经历。另外，家长可以与孩子分享自己的不足和对待不足的态度，引导孩子接受自己的不足，还可以借助榜样人物的成长故事激励孩子。

15.2　家长引导唇腭裂患儿建立良好的人际关系

　　家长需要鼓励孩子参加人际交往，参与话题讨论，即使只是和同龄人玩一个小游戏，都能让孩子逐步打开心扉，从中发现与同辈群体交往的乐趣。在人际交往中家长可以告诉孩子应当怎么做，而不是代替孩子交往；父母也可以教给孩子在特定情境下的回答，患儿在人际交往时经常会被问到"你的脸怎么是这样的""你的伤疤看起来有点可怕"，父母可以提前与孩子准备好回答，以避免遇到这种问题时孩子会手足无措或产生焦虑、羞愧和恐惧等心理。比如当被问到"你的脸为什么与别人不同"，可以回答"我的嘴上原来有一个小口子，但是现在医生已经把它缝起来了，我现在已经全好啦"；当孩子受到外界的嘲笑时，父母也可以教给孩子如何回应，比如"妈妈告诉我这是勇敢者的记号，这不是能拿来开玩笑的"，让孩子自己给自己贴上不可侵犯的标签。

15.3 家长引导孩子做好入园前的准备

家长可以通过其他已入园的唇腭裂患儿家长来了解他们的孩子入园时会面临的问题，了解他们当时的解决措施，寻求他们的建议。在入园之前，有意识、有目的地多带孩子出去走走，让他们有机会认识更多的同龄人，去学习跟别人交流的方法，也可以分散对父母和家庭的依赖感，为入园做好准备。父母可以通过动画或者绘本增加孩子对幼儿园的认识。模拟入园期间可能遇到的情境，和孩子一起讨论如何回应，可以先听听看孩子会怎么回答，帮助孩子适应入园后可能遇到的询问。

15.4 家长可以针对孩子的情况与学校老师提前沟通

　　家长需要保持尊敬友好的态度，真诚地与老师交流，提前与老师约定时间，向老师介绍孩子的情况，比如个性、行为方式、病情、优点等，并表达希望老师能留心孩子在学校时的情绪变化、交往情况等。针对孩子在听力和语音上的障碍等问题，也可以寻求老师的协助，以更好地适应学校生活。家长要与老师保持积极连续的沟通，了解孩子在幼儿园、学校的情绪、行为等，听取老师对于孩子成长上的建议，在适当时机告诉孩子，例如"老师说如果你能准时到学校、按时完成作业，你会有很大进步。"通过给予孩子建议，孩子能够感受到身边的父母、老师在关心自己，也能够明白自己应该做什么了。

15.5 唇腭裂患儿家庭与医务人员建立良好的合作关系

　　营造良好的医患关系需要医患双方共同的努力。家长应引导孩子正确认识什么是医院、医护人员是什么角色、医院都会有什么流程，倾听孩子的担心、焦虑，帮助孩子更好地应对就医恐惧，尽量不要在孩子面前表达"如果你不乖，护士会给你打针"等言论，如果医务人员角色被家长赋予了恐怖色彩，容易导致孩子抵触治疗和护理，例如护士打针时，孩子会更加剧烈地哭闹和抗拒；家长可以提前与孩子共读绘本或角色扮演，让孩子通过想象、模仿等方式展现对医务人员角色的认知，逐步理解就医行为和医护人员角色，从而降低对就医和治疗的恐惧。

参考文献

［1］ 张志愿，石冰，张陈平.口腔颌面外科学[M].第8版.北京：人民卫生出版社.2020.

［2］ 王国民，杨育生.唇腭裂序列治疗学[M].杭州：浙江科学技术出版社.2014.

［3］ Practice Guidelines for Preoperative Fasting and the Use of Pharmacologic Agents to Reduce the Risk of Pulmonary Aspiration: Application to Healthy Patients Undergoing Elective Procedures: An Updated Report by the American Society of Anesthesiologists Task Force on Preoperative Fasting and the Use of Pharmacologic Agents to Reduce the Risk of Pulmonary Aspiration. Anesthesiology. 2017.126(3):376−393.

［4］ Administration UFaD: FDA Drug Safety Communication: FDA approves label changes for use of general anesthetic and sedation drugs in young children. 2017.

［5］ Mary Ellen McCann, et al., (2019). Neurodevelopmental outcome at 5 years of age after general anaesthesia or awake-regional anaesthesia in infancy (GAS): an international, multicentre, randomised, controlled equivalence trial. The Lancet, 2019.393(10172):664−677.

[6] Chen C. et al. Low-dose sevoflurane promotes hippocampal neurogenesis and facilitates the development of dentate gyrus-dependent learning in neonatal rats. ASN Neuro, 2015. 7(2).

[7] Wong LS, Lim E, Lu TC, et al. Management of velopharyngeal insufficiency by modified Furlow palatoplasty with pharyngeal flap: a retrospective outcome review [J]. Int J Oral Maxillofac Surg, 2019,48: 703−707.

[8] Gallagher ER, Collett BR. Neurodevelopmental and Academic Outcomes in Children With Orofacial Clefts: A Systematic Review. Pediatrics. 2019 Jul; 144(1):e20184027. doi: 10.1542/peds.2018—4027. Epub 2019 Jun 12. PMID: 31189616.

[9] Nelson P, Glenny A.M, Kirk, S. and Caress, A.L. (2012), Parents' experiences of caring for a child with a cleft lip and/or palate: a review of the literature. Child: Care, Health and Development, 38: 6−20. https://doi. org/10.1111/j.1365−2214.2011.01244.x.

[10] 郑谦，龚彩霞主编，唇腭裂心理咨询与治疗.北京：人民军医出版社.2015.

[11] 郑谦主编，唇腭裂与面裂就医指南.北京：科学出版社.2017（口腔疾病就医指南/石冰主编）.

[12] （美）尼森尔.正面管教[M].玉冰.北京：北京联合出版社，2016.

[13] 张海音.唇角的幸福[M].北京：清华大学出版社，2019.

[14] 韩竹.社会工作介入唇腭裂患儿家庭的方法分析[J].遵义师范学院学报，2017，19(03)：95–97.

[15] 廖浣辰，李成友.社会工作介入术后唇腭裂儿童社会支持网络构建研究——以倾音"Voice Changer"项目为例[J].社会与公益，2020(06)：22–24.

[16] 王晶.唇腭裂儿童抗逆力研究[D].中国青年政治学院，2015.